人體身心靈系統使用手冊

追本溯源，
啟動能量療癒，
修復靈魂創痕

吳清忠——著

推薦序

不斷的發現，新創的運動，與神山的基石

中華整合醫學與健康促進協會副理事長　樓宇偉

吳清忠老師秉持著工程師按部就班解決問題的精神，與中華文化三教共通的慈悲助人胸懷，再次為我們整理出了第六（？）本的「人體使用手冊」。相信您一定會由本書學到更多的新知識與觀念，以及重要的橫膈膜運動與更健康的生活形態。

學習橫膈膜運動與防止病入膏肓

由於現代人往往過多的使用3C產品，缺少足夠的上肢與心肺功能的運動，使得很多人的橫膈膜都得不到應有的氣血而逐漸僵硬，造成心肺循環與膀胱經體液排垃圾的問題，而被吳老師由經絡儀器測量看到，並且以其系統屬性，重新歸類到肺與大腸這兩個屬金的五行臟腑。

但是這個與中醫三焦經相關的經絡現象，一直沒有得到應有的重視，因此對於像是

「病入膏肓」等傳統中醫名詞的解釋，也變成「如入雲霧」般的主觀形象敘述，而難以客觀轉述。然而，在本書的第六章與附錄部分，卻被吳老師清楚的用圖示說明，值得關心自己健康與中醫藥現代化的人理解。

五行的扶正趨勢：螺旋向上

吳老師在第十一章中，解釋人體自癒機制與主流生化科學中的免疫系統功能差異時，特別提到中醫藥觀念中的五行相生系統，是一種不斷循環的觀念，但每次循環卻不一定回到原點，而可能是螺旋向上（身體臟腑系統狀況改進）的趨勢，與人體產生慢性病的機制是螺旋向下（臟腑狀況變壞）相反。

不同於西方習慣用二元對立觀念看人體各個獨立系統，目前我們在學校也是用這樣獨立說法教育下一代。可是，現在西方位於尖端的研究機構（如哈佛與MIT合作成立的Broad Institute）都已經發現這樣拆解人體有其不足之處，必須用新的系統方法來突破，如該研究所網站上顯著宣傳的「關聯性地圖」（Connectivity Map），就是由系統觀念去嘗試解決複雜問題的整體性創新認知，與傳統中醫的君臣佐使觀念完全可以互相交流。

三魂七魄是理解人體身心靈架構的關鍵道醫概念

為了深入討論道家的魂魄與在經絡儀上看到的能量強度變化這個主題，吳老師在第十七章中舉出《雲笈七籤》與《太乙金華宗旨》兩本提到三魂七魄的古籍，並且採用對比與風水現象的邏輯，整理成為要注意「心、肝、肺」三個經絡能量的變化，以其做為指標進行討論，合於道藏中「魂是氣之神」（能量的精神表現）的觀念重點。

相對於人體「魄是精之神」（物質的精神表現）的對應，「魂是氣之神」在修道過程中是須要超越，甚至將這「糟粕（魄）」丟掉與脫離的內涵。這是大部分道家修行人都能夠認同的傳統，期望與人類大環境和諧生活，甚至回到天家終極境界的必經過程。

不過，如果我們參考二〇二三年九月二十三日在佛光大學舉辦亞健康會議時，陳紀仁老師在會議上的演講分享，他對於三魂的觀察：幽精（地）、爽靈（人）、胎光（天）三個名詞在道家古籍與歷代祖師中，分別是三種專注不同經絡（五行臟象）的雷法（內外整合的道家修行方法）——水火（心腎）、金木（肝肺）與中宮（脾土），其大致對應於武當、龍虎與全真等不同的練功門派。那這本書的測量方法與創新觀察，就可能更緊密的與我們的傳統道家文化連結了。

真正的神山需要我們與吳老師一起來奠立基石

中華文化中的儒釋道，是人類經過長期實踐與反覆修正的生活與生命規則，而道家與佛家獨特的精氣神，或稱身心靈的論述，是東方族群面對西方強勢科技與文化挑戰的重要寶藏。

在當前迅速變化的網路、AI、生命與意識科技大趨勢，以及被混亂了的西方國族資本民主制度下（價值觀優先次序應該是：博愛、平等與自由），東方的身心靈論述並沒有遜色，反而是有機會利用新創的系統實驗與臨床方法，為未來整合東西文明提供充足的養分與能量。

本書中對於三魂七魄的論述，比較屬於能量與信息的互動，與五行相生的螺旋向上有關，是在道醫扶正祛邪的人體環境下，內外丹互參的本性修煉，已經與佛家的「一心三觀」禪修沒有太大差異。只是真要練好身體全面的精氣神並沒那麼簡單，首先要讓自己經絡暢通，再去行氣練功才能達成！當然，當事人的慈悲與智慧資糧，也就是道德的體會，更是所謂「修成」的充分與必要條件，那就已經是超越了「自癒」，而進入「自覺」的另一個主題了。

感謝吳老師出版這本非常勇敢的探索報告，為來人開啟了一扇重要的身心靈之窗！

（本文作者為美國麻省理工學院博士，是位參與華人身心靈相關活動約40年的博士工程師。）

推薦序

探索身心靈，開啟一個全新的領域

台大公衛健康管理研究所兼任副教授　呂銘峰

每次拿到吳清忠老師寄來的新書，心頭總不免揚起一陣喜悅。一位理工背景、投資出身，卻毅然決然埋首在古老中醫之中，發前人之所未見，亙古之真言，實乃時代之大醫者也。

這回吳老師又重新梳理臟腑之配比，三焦的重要性，確實精彩！人體還是相同的人體，但是外在環境與生活習慣的改變，影響疾病種類與醫療手段的變化。因此，過去的「病入膏肓，藥石罔效」，在今天看來也不是不能解決的問題。以前教我國學的毓太老師曾說過：「中國的學問要接著講，而不是照著講。」吳清忠老師在這裡做了最好的示範。

在這本新書裡面，他又發前人之所未見，將前世今生的影響帶入中醫的體系，這又是一個全新的領域。我們期待未來在身心靈的領域能夠有更深入、更全面的研究，帶來一個真正的「全人健康」，人手一套正確的「人體使用手冊」。

（本文作者為美國普渡大學生物化學博士，現任教於國立台灣大學，以生醫背景為基礎，分析人體能量的本源，以及體內共存的生態系統與健康之間的關連。）

推薦序

期待，一石激起千重浪

美國加州針灸師執照開業醫師　廖明煌

自從一九九七年六位科學家與第十四世達賴喇嘛進行了一場國際研討會，連續五天討論「佛教哲學」與「近代物理」之後，人們似乎更願意探討身心靈的運作與量子物理的關係，而不再視面對特異能力甚至靈異現象為畏途。

然而，如吳清忠老師這般，直接切入現象背後的模型，甚至使用具有量化功能的工具，去探討精神領域受到傷害後如何得到療癒，應屬開創先河。而吳清忠老師這次也在書中重新梳理他所建立的中醫生理、病理模型，讓人耳目一新！

現代生理學中，有所謂「體內平衡」（Homeostasis），但是多以實驗室檢驗出的正常範圍數值來表現，臨床醫師每每侷限於某專科領域的眼光，來看待數值的變化，甚至認為只要都在認可範圍內就沒有問題。

吳老師多年來潛心探討的自癒現象，透過經絡之間能量的消長，提供一個稍高層次對這種體內平衡的理解。這樣的理解，應用在觀察精神領域的療癒，提供了一個量化的觀察方法，實屬創舉。

人體極為複雜，任何生理、病理、經絡、臟腑的模型，都在試圖提供一個方便觀察、實驗、理解、交流的模式。在本書中，吳老師更進一步分享他在精神領域（魂、魄、靈魂等）的認知，對未曾涉獵的讀者來說，或許是一個大開眼界的體驗。書中有些個案若非親自推薦，並觀察療癒的過程，恐怕難以置信。

期待吳老師此番的創舉，能夠引起更廣泛的興趣和探討，進一步完善身心靈整體健康的認知和療癒方法，造福人群！

（本文作者為美國南灣中醫藥大學東方醫學博士。台大電機畢業後，赴美取得加大電機電腦碩士學位，曾任職多家矽谷高科技產業工程師，中年轉換跑道，師從倪海廈先生，現為美國加州知名執業中醫師。）

自序

自癒其實就是人體內部的類AI系統，到這個世紀才被理解……

吳清忠

人體內部類似AI的系統和機制

第一次閱讀《黃帝內經》時，很難接受那是一本兩千五百年前出版的書。後來看了新時代的賽斯書後，猜測《黃帝內經》大概也是一本「下載」的書，它的真正來源可能是人體的設計者，寫書模式才會那麼像電腦的「使用手冊」，於是我的書就用了《人體使用手冊》這個書名。

二十一世紀可以說是AI盛行的時代。想想我們的身體，可以在極少的保養和維修下使用一百年，人體內部的AI系統該有多強大，現代醫學居然全盤否定自癒機制的存在，是極為愚蠢的。

真正的醫學，應該架設在人體既有的自癒機制之上，讓自癒機制充分發揮作用。如果這麼做，醫學的核心技術應該是系統學，而不是生化科學。

生化科學是人體自癒機制解決問題所需要的技術，但是人體解決問題時，還搭配了許多AI的能力。

例如偵測人體當下擁有多少能量，被用掉了多少能量，可支配能量還有多少，以及當下身體各個部位存在著多少的損傷，每一個損傷的修復需要耗費多少能量……等。實際上，生化科技是人體自癒機制控制下，解決問題的工具。

現代醫學運用生化科技時，完全沒有人體內部AI系統提供的各種資訊支持，也沒有納入人體自癒機制的控制下使用，可以說是盲目的運用生化科技能力，那麼大多數慢性病都缺乏痊癒技術也就不足為奇了。

中醫只有「扶正」和「祛邪」兩種療法，扶正在提升人體總體能量，祛邪在疏通經絡，提高臟腑效能。兩者都不直接治療身體的損傷，而在提升人體自癒機制的能力，最終再由自癒機制修復身體的損傷。可以說，中醫就是一套充分運用人體自癒機制的醫學系統，也是一套利用系統學治病的醫學。

在人類對於AI還沒有概念時，中醫總被認為是不科學的玄學。隨著AI成為人們的普通常識，加上中醫的科學化有些進展之後，中醫學必須被重新認識。在這個時機，我們適時完成了經絡儀檢測自癒活動的判讀技術，開始可以利用儀器觀察人體的自癒活動。抽象的人體自癒活動，可以用儀器清楚檢測和研究，相信人體的自癒機制會逐漸為人們理解和接受。

身心靈一體的中醫學

長期以來，我的書不談論心靈相關的課題，實際上我從事身心靈研究許多年，也開發了適當的儀器設備。主要是利用道醫的方法，開發中醫經絡調理設備，在過去數年間協助一些朋友解決了和胎記有關的疾病。

漢文化的身心靈概念和西方有許多差異，主要在於漢文化的身心靈系統建立在儒、道、釋的理論和宗教觀上，認為生命輪迴是存在的。

中醫是一門包含了身心靈的完整醫學體系，許多人體經絡中的穴位名稱都和靈魂有關。在研究自癒的過程，發現人體自癒活動的運作模式極為複雜，其背後必定存在著一個極高智能的控制中心。而這個控制中心，很明顯的不是我們熟知的大腦，這個智能中心的能力必定高於大腦。

在解剖學發達的今天，肉體上不可能存在一個這樣的器官，唯一的可能——「靈魂是人體自癒活動的控制中心」。

做出這個推論，我自己都嚇了一跳。以前總認為靈魂是我們死後才出現，而這個推論的結論是：我們活著時，靈魂就像我們的一個器官一般，擔負著人體運行時某些極為重要的責任，維持著人體的正常運行、能量調度和分配、損傷修復……等。簡單說，**人體運行的後台控制系統，五臟六腑的正常運行，都是由靈魂負責。**

這是我研究人體自癒近二十年得出的結論，但它只是一種不成熟的假設性推論，未來仍需有更多人參與討論或修改。

目錄

Part 1

觀念篇◆人體使用新視角

漢文化下的身心靈系統，雖然從未提過「身心靈」這樣的概念，但是在傳統的中醫和道醫之中，實際上是包含著身、心、靈三個部分。

Part 2 設備篇◆開發建置養生儀器

簡化中醫檢測和調理的技術，讓更多人可以很方便的利用儀器設備，了解自己和家人的健康狀況，在家中自我調理，身體一天比一天好。

Part 3 系統篇◆漢文化的「身心靈」

綜觀漢文化的身心靈概念，無論生理、心理和靈魂都建構於五行理論，因而可以建構一個結合生理、心理和靈魂為一體的人體系統。

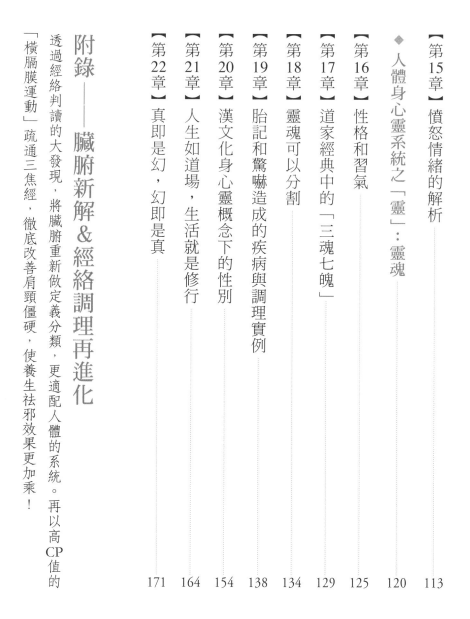

前言

建立一套適合華人文化的身心靈系統概念

孔子的兩句話，「子不語怪力亂神」、「未知生，焉知死」，限制了中國文人在身心靈方面的言論兩千多年，「妖言惑眾」成了歷朝歷代的重罪。一旦犯了這個罪，有很高機率被判死刑。可能也因此中醫文獻中，幾乎找不到太多「身心靈」相關的文字敘述，僅在醫書中列出幾個符咒，建立了「祝由篇」，虛應故事。

道家是少數可以論述和傳承靈魂學說的宗教團體，但是他們的書籍仍然寫得隱晦不清，所用的文字艱深而難以理解，處處充滿了模稜兩可的語句。就像中醫的書籍一樣，要靠讀者自己的「悟性」，才有機會真正讀懂。同樣的文字，不同的人悟出不同的道理，寫書的人就沒有責任了。

在人體穴位中，存在一些明顯和靈魂有關的穴位名稱。古書中沒有任何關於這些穴位使用方法的文字，沒有人知道這些穴位是誰命名的，也不知當初是如何命名。

現代醫學以實證為最重要的準則，不能被感知和驗證的靈魂和身心靈概念，就被歸類於另類醫學，無法進入主流醫學的殿堂。對於現代醫學而言，人體的靈魂、經絡和穴位等，不能用現有科技手段驗證的事物，都是不存在的。

在「理論醫學」概念下書寫

物理學也是一門講究實證的科學，聰明的科學家創立了名為「理論物理學」的新學科，用來探討和研究一時無法建立實證的新事物，希望發展出未知或猜測可能存在的事物。許多本來看不到的東西，因而被發展出實證的證據。例如原子結構、量子科學等新的科技知識，都是先有了假設和推理的理論，再依推論的結果設計實驗方法，最終證實一些不容易被看到事物的存在。

現代醫學是一門實證醫學，可是人體有許多一時無法找到實證的事物，導致大多數慢性病無法治癒。顯然**現代醫學在慢性病領域中，仍然處於非常原始的水平，有非常大的發展空間。這個階段應該拓展視野，多方探討發展出真正能克服慢性病的痊癒技術。**

現代醫學在慢性病缺乏痊癒技術的困境，說明以實證為主的主觀因素，使得所有病因及病理的研究，侷限於解剖學所能看到的人體硬體結構。顯然這種方法限制了整個醫學的發展。

我們從電腦科技中學習到的經驗，了解電腦的內含，除了硬體結構之外，還存在著大量軟體結構。因而推測人體可能也存在著大量類似電腦軟體的內含。這些內含，解剖學或現代科學技術一時無法證實其存在，但也無法證實其不存在。

靈魂就是許多人相信其存在，卻無法找到實證的事物。也許需要借鑑物理學的發展經驗，建立一門「理論醫學」，創建一些假設性的理論，再從這些理論發展出實證的科學技術，最終才有機會真正弄清楚真相。本書就是在「理論醫學」概念下寫的。靈魂是許多人相信存在的一種事物，卻無法用現代科學技術證實其存在。

假設「靈魂不滅，生死輪迴不斷」

「輪迴轉世」是東方許多民族相信其存在的一種生命形態，但全球研究輪迴轉世和前世催眠的科學家、醫生，都在基督教文化為主的國家；在亞洲國家反而很少這方面的研究。在輪迴轉世研究中，「胎記」被定義為前世凶死留下的死亡印記。在他們研究的過程中，找出了許多實證。利用中醫延伸的身心靈理論和方法，可以發展出胎記對後世健康影響和調理改善的方法。而這些方法，說明了從中醫延伸身心靈理論的實用性。

「漢文化」存在了數千年，是中國主流文化的基礎。其中包含了儒、釋、道三種近似於宗教，又不是宗教的思想和道德理論。這樣的傳統思想中，多數人相信靈魂和輪迴是存在的。

在中文的語言中，有許多這種思想的痕跡。例如，「百年修得同船渡，千年修得共枕眠」、「上輩子欠的債，下輩子還你」、「三魂七魄」、「魂不守舍」、「失魂落魄」、「魂飛魄散」……等。在中醫經絡的人體穴位中，也存在著一些和靈魂相關的字眼，如「魂門」、「魄戶」、「靈台」、「靈道」、「靈墟」……等。

身心靈醫學在西方已經存在了許多年，但由於西方身心靈概念建立在基督教文化的基礎上，和華人文化中儒、釋、道的傳統概念並不相容，不容易為華人社會完全接納。我研究中醫養生多年，從小在儒家文化下成長，過程中研讀了大量佛家和道家的經典，對於以道家理論及中醫理論為基礎的漢文化身心靈系統有一定的理解，於是嘗試著建立一套適合華人文化的身心靈系統概念。

建立這套系統的過程，依照科學研究的方法，先就一些無法證實的事物，建立必要的假設。而這些假設，盡可能從傳統的經典中尋找比較接近的理論。其中最重要的假設，**靈魂是存在的，而且靈魂不滅，不斷的在生和死中輪迴**。輪迴是佛家和道家都存在的世界真相概念，也是中國傳統社會所接受的生命概念。佛家理論認為「人生如道場」，即輪迴的目的，在於不斷的學習改進，精進靈魂的習氣。當然，除了這些基本的假設，還需要更多的假設條件，會在書中逐步說明。

人體設計者視角的中醫

年輕時我是一個電腦控制系統設計工程師，當時主要設計機器人的控制系統。第一次看《黃帝內經》時，很驚訝的發現這本兩千五百年前的書，居然和我平時接觸的電腦使用手冊很像。《黃帝內經》中的人體系統，直接指出十二條經絡對應十二個器官，是人體系統的核心部件，並且將其整理成五組「臟腑」。

這種陳述系統的方式，和我常讀的電腦使用手冊幾乎是一樣的。電腦入門課程「基本電腦概念」（Basic Computer Concept, BCC）陳述電腦系統時，直接標示出電腦內部的系統組成部件。電腦的使用手冊，是設計者提供的，只有從設計者視角，才能清楚說明系統內部的組成部件。

相對的，現代醫學建立在解剖學的基礎上，是從人體使用者視角觀察人體。從解剖學看到一個一個分立的子系統，陳述出八大系統，這八個系統只是人體整體系統的子系統，至今仍然沒有人體整體的系統。電腦包含著硬體和軟體，其中軟體是解剖學看不到的，卻是極為重要的組成。人體同樣有解剖學看不到的部分組成。

從設計者視角思考，是學習中醫非常重要的思考方式。面對人體的異常狀況，多數醫生的思考是：「人體哪個部分壞了？」但是設計者視角的思考應該是：「身體正在做什麼？」兩種不同的思考方式，主要是對人體信任程度的不同。

現代醫學認為「異常是故障的顯示」，顯然對於人體的能力和完美程度，沒有太多的信心，認為人體是很容易壞的；而中醫認為「異常可能是人體在做什麼事的現象」，這是對人體有充分的信心，認為人體內部具有自己解決問題的能力，而且經常都在解決各種問題。許多異常是解決問題時產生的。

兩種不同視角觀察人體，建立的醫療系統自然會完全不同。

吳清忠

概說

漢文化身心靈系統與西方的差異

現代的身心靈醫學概念源自於西方，是自然醫學的一個分支。西方醫學把身體各個器官分科研究，心理和生理是兩個不同的科別，身心靈系統被描述成了「身、心、靈」三個獨立的系統。

自古以來，中國的書籍中雖然沒有把「身心靈」這三個字放在一起，但是可以從現存書籍中理出「漢文化」概念的身心靈系統。而漢文化的身心靈系統和西方的系統相比較，在許多基本觀念上有很大的差異，主要有下列幾點：

❶靈魂的輪迴學說，是佛、道兩家共同的概念。

佛、道、釋（佛家、道家和儒家），在漢文化中根深柢固的融合在一起，「輪迴」成了人們普遍的生命觀。在輪迴學說之下，心和靈是不容易分割的。

❷多世輪迴是華人自古根深柢固的生命觀。

在中文裡存在著許多靈魂相關的語詞，例如家中孩子經常製造麻煩，有些父母就會碎唸「子女是前世欠的債」。再如死刑犯常說的「十八年後又是一條好漢」，夫妻姻緣的「百年修得同船渡，千年修得共枕眠」，這些都是存在於華語中，人們耳熟能詳的話語。

❸「三魂七魄」傳達了生物進化的另一種可能。

漢文化「身、心靈」系統的概念，把靈魂分割為三魂和七魄。在漢文化的靈魂概念中，大多數的動物都有靈魂，但是依著動物智能高低和生理結構的複雜程度，不同的動物擁有不同數量的魂魄。人是地球上最高等的動物，是地球上唯一擁有心魂的動物。其他動物最多只有兩魂七魄，獨缺心魂。

這種不同生物擁有不同數量和結構魂魄的

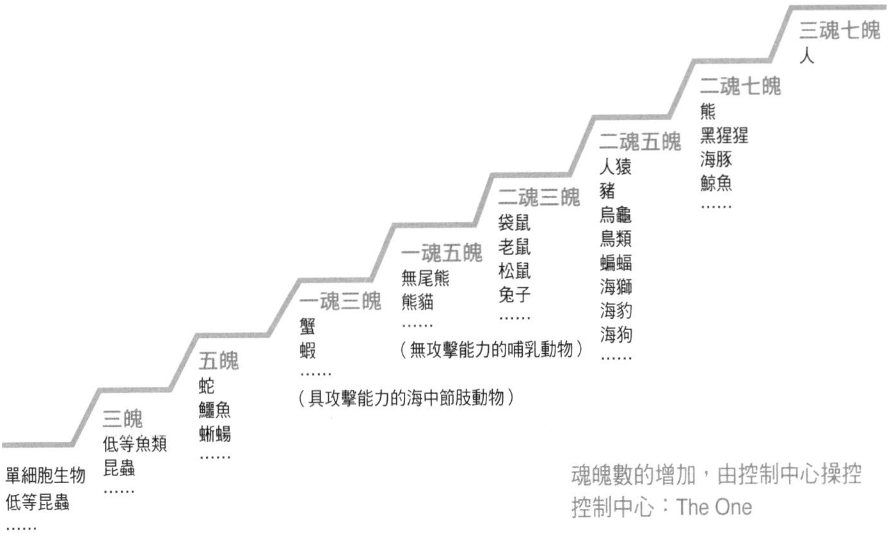

魂魄數的增加，由控制中心操控
控制中心：The One

概念，有機會建立進化論和創造論以外的生物進化過程。動物的進化，可能先從沒有魂魄的簡單生物開始，隨著逐漸增加的魂魄數量，動物的智能愈來愈高，最終才進化出今天的人類。

進化過程中，魂魄的出現和進化，可能和創造論有關。生物體的進化則可能更多的是和進化論有關。

❹五行系統結構貫穿身心靈三個部分。

經絡系統是中醫的核心，從經絡再發展出臟腑，臟腑理論可以用五行概念來說明臟腑之間的相互關係。

中醫的情志理論把五組臟腑和五種情緒相對應，建構了生理和心理互相影響的理論。中國道家的靈魂理論認為靈魂中存在著三魂七魄的結構，十個魂魄的數量和五臟五腑的十個臟腑是相對應的，建構了靈魂和臟腑相互影響的理論。

中醫的五組臟腑之間關係可以用「金、木、水、火、土」五行理論來說明。無論生理、心理和靈魂，都建構於五行理論，因而可以建構一個結合生理、心理和靈魂為一體的人體系統。

❺工程化的系統結構。

《黃帝內經》中對於人體系統的描述是非常重要的內容。經過多年的解析，最終用現代系統學知識畫下人體的系統結構，發現居然是一個近似於企業內部網路結構的系統。

❻靈魂可以不斷分割。

三魂七魄的概念，提出了「靈魂可以分割」的概念，這是漢文化靈魂概念不同於西方的部分。

❼生命的存在是為了修行，也就是追求生命品質的不斷精進。

從自癒觀點，人體生理的設計具有強大的自癒能力。但是心理方面，不但沒有自癒能力，還存在著反自癒的機能。這種設計隱含著生命存在的目的在於修行。

以上所列這些概念，是漢文化身心靈系統和西方身心靈系統最主要的差異點。西方的身心靈理論，如果加入漢文化身心靈概念，對於世界真相的理解，可能會有一定的輔助作用。

Part 1

觀念篇

◆

人體使用新視角

Chapter 01

窺探身心靈概念下人體的系統

身心靈的概念，起源於西方國家，多數以基督教文化為主。現有的身心靈系統，沒有生命輪迴概念，而且被分割為「身、心、靈」三個獨立的系統，缺乏彼此之間關聯性的理論。

漢文化下的身心靈系統，雖然從未提過「身心靈」這樣的概念，但是在傳統的中醫和道醫之中，實際上是包含著身、心、靈三個部分。《黃帝內經》是中醫最古老的經典，裡面大多數篇幅談論的醫學理論，集中於「身」的部分；「心」的部分只有少數和「情志」相關的論述；「靈」的論述更少，僅有象徵性的「祝由篇」，但是在經絡穴位中存在著大量和靈魂相關的穴位名稱，對於那些穴位卻缺少使用的相關說明。而在道家的傳承中，存在著一些術法是用來治療疾病的，其中最著名的是「收驚術」。所以**雖然中醫沒有明確的身心靈理論，實際上卻包含著生理、心理和靈魂疾病的治療方法。**

輪迴概念下的身心靈系統

中醫理論是漢文化身心靈理論的核心基礎，而它和西方醫學理論有許多差異。西方醫學是建立在解剖學基礎的實證醫學；中醫則是堅持「治因不治果」和「治病不治症」為基本原則。以辨證論治的推理，找出疾病的假設性原因，在無法證實疾病原因之前，仍然維持「治因不治果」的基本原則。從這個角度來看，利用辨證論治的推理手段，找出可能的病因，實際上更像是一門「理論醫學」。

靈魂相關的疾病，在現代科技手段無法檢測出靈魂之前，不可能發展出實證的靈魂相關疾病醫學。**利用辨證論治的推理邏輯，發展出靈魂相關的疾病調理手段，仍然是可能的**。在第十九章的「胎記」相關疾病調理，即是這方面的實質應用。

網路結構的人體系統

在研究中醫的經絡理論時，有個問題困擾了我很長一段時間。這個問題是——「為什麼大腦沒有對應的經絡？大腦在人體扮演什麼樣的角色？人體的結構是像一部電腦還是一個網路？」

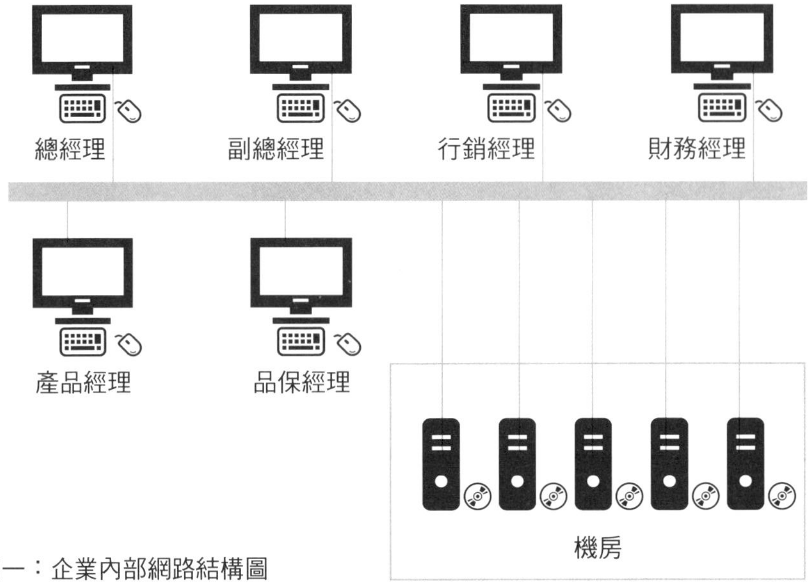

圖一：企業內部網路結構圖

做為一個系統工程師，在本能的驅使下，研究人體時，總想著在大腦中先建立一個人體的系統結構，才能方便思考人體的各種機能。

如果人體的結構像一部電腦，大腦就像電腦的中央處理器，是整個人體的核心。從大腦沒有經絡的結構看來，大腦並不是人體的核心，也就是人體的結構不像一部電腦，可能更像一個企業的網路結構。如上圖的企業內部網路，總經理是這個結構中的指揮者，但是電腦網路的核心卻在機房中各種不同功能的伺服器。總經理主要負責網路上各個使用者的管理，並不負責伺服器機房的管理和維修。

把企業網路結構略微更動成左頁這張圖，就出現一個類似的網路結構，原本機房

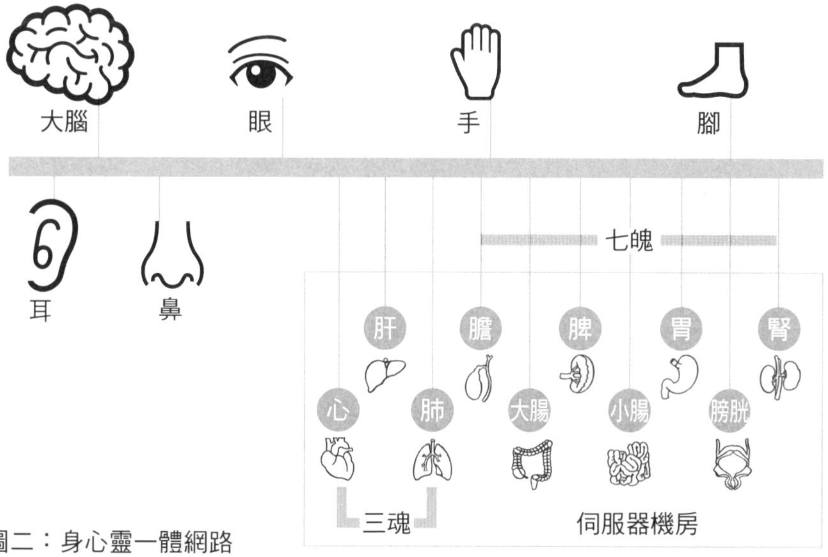

圖二：身心靈一體網路結構的人體系統圖

中各個功能的伺服器，換成十個擁有對應經絡的臟和腑。總經理的終端機換成了大腦。可能這個結構才是中醫概念下的人體系統結構，是兩千五百年前《黃帝內經》中文字描述下的人體系統結構。

人體器官對應的經絡有十二條，但是在這張圖上只畫了十個器官——心、肝、脾、肺、腎稱為「臟」，小腸、膽囊、胃、大腸、膀胱稱為「腑」，臟和腑加起來十個，是實體的器官。心包經對應的是心包膜，主血；三焦經對應的是橫膈膜，主氣，主要影響身體總體的能量運行。這兩個膜分別附屬於心和肺，因此，系統的組成還是五臟和五腑。

伺服器中的**五臟五腑，存在著其相對應的三魂七魄**。這樣的結構圖，涵蓋了漢文化中人體身心靈完整的結構。

靈魂是人體伺服器機房的管理者

在網路結構的人體系統中，大腦指揮著四肢五官，可以說是這個身體的操控者或使用者，但不負責管理和維修機房中的伺服器——臟腑和魂魄。機房存在著極為複雜的運行機制，不可能像人體的某些反射動作，不需要智慧就能運行。因此，人體可能存在著另一個比大腦更高智慧的機構來處理這些事，是比較合理的推論。這個「存在」擔負著機房運行的管理和維修，也許可以稱之為「潛意識」或「靈魂」，這樣的人體網路結構才能合理解釋大腦沒有經絡的事實。

在我們的腦海裡，完全沒有人體如何操控五臟六腑的知識。我們不知道心臟如何跳動，腸胃如何蠕動，似乎五臟六腑的操控完全不在大腦的知識和感知中。這個現象可以說明大腦並不實際操控五臟六腑。就像公司的總經理，並不需要具備維修機房中伺服器的職能一樣。

「人體近似網路結構的系統架構，可以合理解釋大腦沒有經絡的事實。」這樣的推論，只有在網路系統技術發達的今天才有機會做出來。長期以來，中醫一直給人不科學的印象，實際上可能是人類的整體科學技術水準不足，不具備理解中醫理論中人體系統結構的能力。中醫的系統結構理論，可能遠比現代醫學更接近人體設計者思想（假設存在一個人體設計者）。

現代醫學在生理部分分成許多科，各科之間似乎沒有太多關聯。心理和生理更是兩個完全不相干的領域。在西方的醫學理論中，靈魂學則不在現代醫學之列，是自然療法中獨立的一部分。

中醫則不同。在中醫傳統理論中，存在著各個臟腑和情緒之間關係的理論，認為「心主喜，肝主怒，脾主思，肺主悲，腎主恐」，說明五種情緒和臟腑之間的關係，也說明身和心之間是緊密結合，互相影響的。

在這張網路系統結構圖中，包含了管理和維修五臟六腑的靈魂，是身心靈三個部分結合成一體的系統。一張系統圖，就能涵蓋生理、心理和靈魂三個部分，而且每個元素之間都有緊密不可分的相互關係。

在這個系統中，靈魂不但存在，還擔負著總體系統日常維修及操控的任務。也就是**靈魂負責維持人體的正常運行，大腦則擔負著指揮人體各個外在系統的運行。大腦是人體使用者的角色。**

當然，這個系統結構是從「大腦不在經絡之列」的現實狀況所做出的推論，目前並沒有任何證據足以支持這種觀點。也許必須等到人類科技進步到足以跨越空間，接觸到靈魂（假設靈魂是存在的），才能證實其是否為真。

這張完整的人體系統圖，包含了身心靈三者在內，是從《黃帝內經》的文字中整理出來的。

這個結果很讓人驚訝。兩千五百年前的作者，顯然是系統學的大師，在那個年代就用網路結構來建立人體的系統理論。而到了二十一世紀，網路系統真正出現在這個世界上，我才有機會了解《黃帝內經》中人體系統的真正結構。

Chapter 02

另一個天然存在的網際網路

網際網路（Internet），是人類在上個世紀最偉大的發明。它的結構，是把所有的電腦用同一個網路聯結起來，彼此可以在網路上交換信息。在靈魂的世界，所有靈魂的意識都是相通的，也就是說「靈魂和靈魂之間的意識都是相聯結在一起的」，就像電腦聯結在一起一樣。**靈魂世界中，所有意識相聯結形成的「整體意識」，是另一個天然存在的網際網路**。

如果能連上「那個」網際網路……

在許多宗教裡，都認為「一」是世界終極的狀態。在西方，「The One」是救世主的同義字；在東方世界，信奉佛教拜了上師，稱之為「歸一」。這個「一」，是否就是所有意識聯結而成的那個整體意識「一」？就像網際網路中的所有資訊，可以說都在同一個地方一樣。

在漢文化的靈魂概念中，靈魂是不滅的，也就是靈魂是永遠存在的。那麼在那個天然的網際網路中，所有曾經存在的靈魂，可能都還存在著。只要我們能上網，應該都能找到祂們。

如果人體是被設計出來的，那麼應該存在著設計者的靈魂或意識。只要能上網，有機會直接和人體設計者的意識對話，可以想見醫學研究的速度和進展將會很快。

每一個人都有靈魂，但是我們的意識和靈魂的意識是不相通的。這種情形，有點像買了一部電腦，卻不能上網，無法取得網上的資料。如果我們的意識能和自己的靈魂相通，就能連上那個天然的網際網路了。佛家有頓悟的說法，人一旦頓悟就無所不知了。只要上了網，就能查到所有曾經發生的事了。

從天然網際網路下載資訊的書籍

「漢傳華嚴宗的說法，《華嚴經》是龍樹菩薩從龍宮取回的。」這是網路上查到《華嚴經》可能的出處，說明《華嚴經》是佛陀在天上講經的記錄。也就是說，《華嚴經》是從天然網際網路下載的資訊，可能大量佛經都是類似的來源。

在上個世紀，西方曾經出版大量從天然網際網路下載資訊的書籍，例如《與神對話》以及新時代的《賽斯書》，是這類書籍中流行最廣的。

漢文化古代流傳下來的《黃帝內經》、《山海經》和《易經》，這三本奇書都沒有作者，而且內容高深和複雜的程度，明顯不符合出現書籍時代的文明和科技水平。如果用「天然網際網路下載資訊」來解釋，它們的存在就完全合理了。這些資訊的存在，說明**靈魂的世界和我們肉體的世界，只要有適當的方法，資訊是可以互相流通的。**

可以說，從「天然網際網路下載資訊」由來已久，而且一直持續進行著。

Chapter 03

認識先天經絡和後天經絡

在人體身心靈的系統圖中，靈魂是臟腑系統的管理者，經絡則是靈魂操控臟腑的工具或通道。因此，理論上經絡應該存在著兩套，一套在靈魂端，一套在肉體端。靈魂端的經絡，是靈魂發出控制指令的一端，我們稱之為「先天經絡」。肉體端的經絡，是接受靈魂發出的控制指令，並且執行臟腑的操控。臟腑的操控內容，主要是執行臟腑的運行和自癒活動，是非常複雜的工作。

「經絡確實存在」的科學證據

經絡是中醫獨有的概念，在西方的解剖學中看不到經絡，但是新的科學研究，在分子層次的解剖學可以找到經絡存在的證據。

中國科學院一九九八年三月出版的《科學通報》中，有一篇論文〈經絡物質基礎及其功能性特徵的實驗探索和研究展望〉，是由上海復旦大學費倫教授為主的研究小組所發表的。

研究中發現，針刺小腿胃經的穴位時，針尖停留在骨間膜表面。於是他們在骨間膜表面掃描各種物質的含量，發現有七種元素（鈣〔Ca〕、磷〔P〕、鉀〔K〕、鐵〔Fe〕、鋅〔Zn〕、錳〔Mn〕、鉻〔Cr〕）在穴位和非穴位上的含量有明顯差異。其中的鈣含量，穴位點大約是非穴位點的四十至兩百倍。

切下骨間膜（結締組織，即肉類食品中的筋膜），在物理實驗室利用設備掃描這些物質的含量，可以直接標示出穴位點。一個穴位的直徑約五至八毫米，這些密集的眾多分子，都只存在於骨間膜的表層，約一個微米的厚度。

這個研究結果，說明經絡確實存在。只是利用傳統解剖學的方法，可能看不到經絡存在的現象。但是，在微米層次儀器觀察下的解剖學，可以直接找到經絡存在的證據。

「經絡體液流場」的發現

上海復旦大學研究團隊中丁光宏博士所帶領的小組，隨後又發現人體的毛細血管多數呈不規則狀，唯獨在穴位點附近的毛細血管呈規則的平行線狀，而且平行於經絡。

經過流體力學的計算，研究小組發現只要在相鄰的穴位間有一定的壓力差，在人體的經絡中就會形成管線外毛細血管間的組織液流場。有點像海洋中的洋流，沒有管子，但有水流。

現代醫學認為體液是從心血管系統中的毛細血管滲出，體液離開血管後，就不再有管線，可以視為是一個體液的大海。這個研究的結果，說明**體液滲出血管之後，雖然不再有管線，但經絡附近平行的毛細血管，創造了一個有一定規律的體液流場**。

下節是一個朋友的青光眼改善實例，就是利用「經絡體液流場」的理論，解決了眼壓不斷上升的問題。

疏通三焦經，改善青光眼

青光眼主要成因是眼壓異常，眼睛內部的水分無法順利排出，造成眼壓不斷升高。眼科醫生認為可能是眼部的排水通道受阻，解決方法是利用手術疏通眼部的排水通道，必要時可以開闢新的通道。這種想法認為眼睛外面的體液是一個大海，只要把眼睛裡的水分引導到外部的大海，就一定能排出去。

中醫的觀點，認為眼部的垃圾是從膀胱經排出去的，如果膀胱經不通暢，那麼眼睛外部的體液就不是大海，而是一個不會流動的小水塘。這種情形，就算打通了眼睛到外部的通道，不流通的小水塘也排不出多餘的水分。這才是眼睛內部水分無法排出去的真正原因。

這個朋友患青光眼已經很多年，一直在看眼科，做了多次手術，卻無法解決問題，還造成左眼完全失明，最終摘除了左眼。後來右眼也有同樣問題，他和家人擔心再度失明，因而尋求我們的幫助。

第一次看到他，就發現他頸後的大椎穴高高鼓起了一個富貴包（如圖），那個穴位是三焦經的穴位。三焦經對應著橫膈膜，他可能長期呼吸太淺，肺活量不足，導致橫膈膜因缺乏拉動而僵硬。橫膈膜僵硬，再導致肩背部位的三焦經僵硬和堵塞。

堵塞僵硬的三焦經橫亙在肩背上方，阻斷了膀胱經的水道，也阻斷了眼睛的排泄通道。我教他做以深呼吸為主的「橫膈膜運動」（詳見附錄〈三焦經的調理〉），要求他每天早晚各做二十次深呼吸。一週後，他的眼壓得到控制，取消了原訂的青光眼手術。

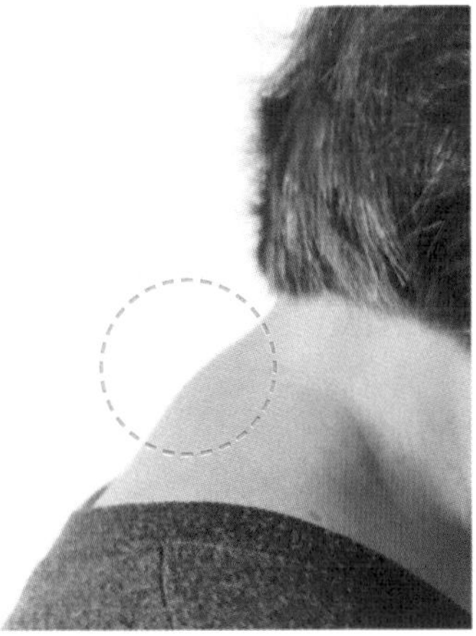
▲典型的富貴包。

之後他持續每天做橫膈膜運動，眼壓不再升高，整體健康不斷改善，人也瘦了一大圈。過去由於身體排泄垃圾的膀胱經堵塞，他被垃圾堆成了胖子，現在膀胱經通暢了，垃圾開始從小便一點一點排出。

這個實例說明了許多問題。首先，眼睛的疾病，居然問題根源出在呼吸。原來中醫所說的「頭痛醫頭，腳痛醫腳」是庸醫，是有道理的。其次，眼科是中、西醫最大衝突的學科。依照中醫的理論，眼睛的疾病原因和解決方法，都在眼睛外面的經絡。眼科醫師卻只在眼睛內部找病因和解決問題的方法。

每次看到這個朋友都讓我感到很心痛，他只是生活習慣上出了一個小問題：**呼吸幅度太淺**，卻付出摘除左眼如此大的代價，而每天還有大量類似的實例在各地發生……。

眼壓改善的邏輯

這個邏輯很容易理解。橫膈膜運動的深呼吸，不斷拉動橫膈膜，使其軟化。橫膈膜軟化後，直接影響肩背部的三焦經也跟著軟化，加上按摩該部位，三焦經開始逐漸通暢。

三焦經通暢了，疏通了膀胱經的水道，恢復排垃圾的功能。眼睛外部的小水塘，打通了和體液大海的通道，眼睛內部的水分順利排出去，眼壓就控制住了。所以，可能造成失明的手術是完全沒有必要的。

Part

2

設備篇

◆

開發建置養生儀器

Chapter 04 氣束能和經絡儀的開發

長期以來，中醫幾乎沒有合適的檢測設備，調理工具也很原始。這是阻礙中醫發展很重要的因素之一。

由於我早年從事機器人的設計開發，熟悉各種儀器的設計和開發，在學習中醫養生技術之後，就一直嘗試著開發相應的設備。「氣束能」和「經絡儀」是我從事中醫養生設備開發二十多年後比較成熟的產品。

開發這些設備的目的，是希望能**簡化中醫檢測和調理的技術，讓更多人可以很方便的利用儀器設備，了解自己的健康狀況，也能在家中自我調理，改善健康。**這兩個設備已經初步達到這個目標。

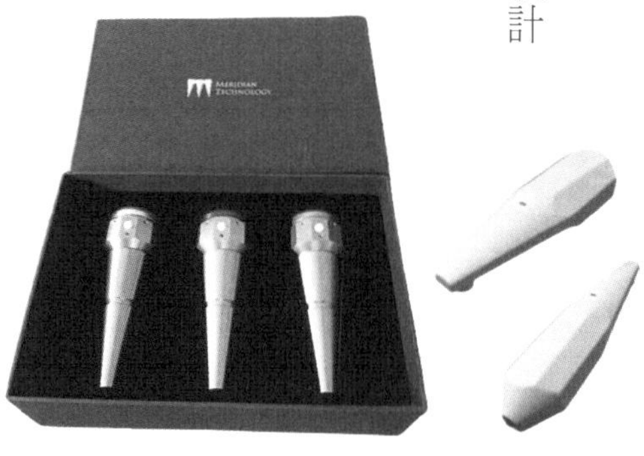

▲氣束能（左）與藍牙經絡儀（右）。

氣束能 VS. 帶氣針刺

早期中國某些中醫門派的針灸師，在學習過程中，必須先修煉氣功，而且要修煉到氣場能量能自指尖放射出去，才開始學習針刺穴位的技術。

這類針灸師，通常只用一根針，手持針將氣場能量自針尖注入人體穴位，而氣場能量進入人體之後，會循著經絡在人體內部流動。這種方法稱為「**帶氣針刺**」。不過，現在大多數針灸師沒有學習氣功，這種技術也愈來愈少人使用。

氣束能雖然是新的科技產品，但是它的效能近似於古時候的帶氣針刺，是一種古老的技術。只是它不需要針，而且由設備發出能量。

氣功師和設備的差異

- 氣功師可以調整發氣的能量，用更大的氣場能量注入人體；氣束能則為單一能量，為了讓更多人適用，採用較低的能量水平，利用延長時間來彌補能量的不足。
- 由於氣功師一次只能在一個穴位施針，因此只能用一針；氣束能設備則沒有這個限制，一次可以用多針。

氣束能發出的能量近似於氣功師所發出的氣場，因此是作用於先天經絡的一種方法。

氣場能量的調理

為了了解氣束能的功效，並且發展氣束能的使用方法，我們配備了一種新式的經絡儀，在調理前後進行檢測。如下圖。右側是調理前，左側是調理後。

中醫的經絡調理有許多方法和工具，例如最簡單的徒手經絡按摩、針刺穴位、艾灸調理、遠紅外線、雷射針灸等。這些方法主要是透過刺激穴位來導通經絡。

氣場能量調理最大的不同，是輸入的氣場能量近似於氣功師修煉出來的氣場能量，那是一種可以在經絡中長時間存在並且不斷流動的能量。同時，氣場能量可提供人體自癒活動直接使用的能量。

氣場能量在經絡中流動時，遇到阻塞的穴

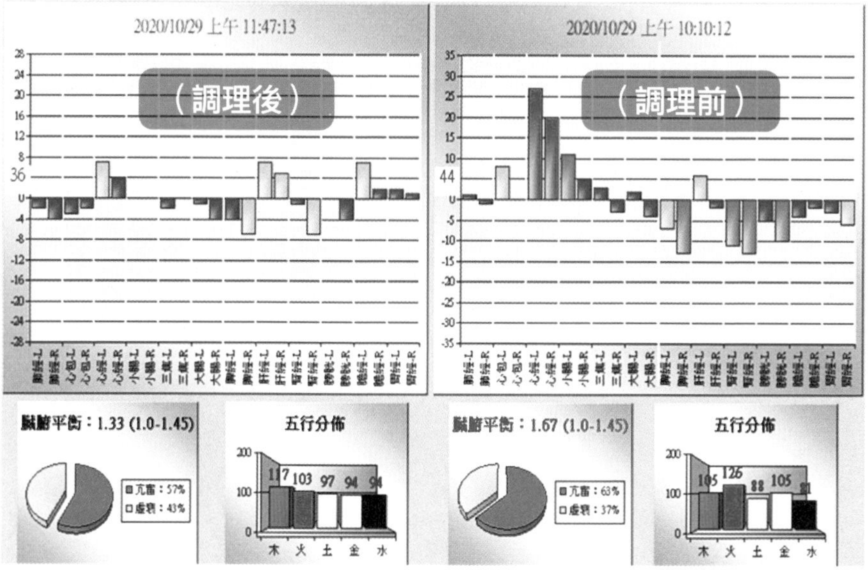

位，由於後續能量源源不絕的供給，能量會在該穴位堆積，隨著能量不斷升高，最終衝開穴位的阻塞物，疏通了經絡。這種現象，中醫稱之為「**氣至病所**」，只要把氣場能量從穴位注入，身體自會找到阻塞的穴位，將之疏通。這是其他方法做不到的效果。

氣至病所的特質，使得**在同一條經絡不同的穴位輸入氣場能量差異不大**，每條經絡只要挑一個輸入點，就可以疏通整條經絡。使用者只需要記憶很少的穴位，就可以處理各種問題。

強化自癒活動，加快修復速度

氣束能的另一個特質，是氣場能量近似於身體本具的氣場能量，身體自癒機制可以直接使用氣束能輸入的氣場能量，用來強化自癒活動。

在一個七十五歲發生心搏過速病人的實例中，由於病人年紀大，氣血虛，身體本沒有能力啟動心臟自癒活動，但心臟的損傷出現惡化，當下如果不啟動自癒，會直接危及生命；如果啟動自癒活動，則身體將面臨另一困境——總體能量不足。

結果身體仍然決定啟動心臟的自癒活動，不足的能量則從肺部抽用。這是從經絡檢測圖和病人反應分析的結果。病人心臟非常不適，人很疲倦卻無法入睡，一閉眼就呼吸困難。經絡檢測時，肺經也呈現明顯異常。

這時我們讓病人躺在氣束能設備上，同時用六支氣束能作用在他心和腎的穴位——心經是膻中穴和心腧穴，腎經是命門穴和湧泉穴。持續作用了四小時後，病人經絡中的異常消失，睡著後呼吸正常。在此之前病人已經四十八小時無法入睡。

事後分析改善的主要原因，是氣束能提供心臟自癒所需的額外能量，身體停止從肺挪用能量，讓肺的運行回復正常。

這是第一次發現氣束能的能量，可以提供身體自癒的明確實例。

Chapter 05

經絡儀檢測判讀技術的開發

傳統的醫療器材多數以西醫的系統為主。大多數醫療器材是一維（One dimension）的數據，如血壓或血糖，檢測結果就是一個數字。將這個數字的數值和本來訂定的標準相比，達到某個數值，就歸類為異常。例如量測血壓時，如果收縮壓高於140mmHg就算高血壓。這就是一維數據的檢測方法。只有心電圖是二維的圖形。這樣的系統，醫生經過適當的訓練，都能判讀檢測的意義。因而醫療器材的開發，多數只把檢測工具做出來就算是成品，不需要另外開發判讀工具。

經絡檢測結果判讀大不易

經絡檢測系統和其他的醫療器材不同，每一次檢測都有十二條經絡的數值，是一種十二維的數據，判讀極為困難。而由於醫療器材的開發，沒有開發判讀系統的習慣，雖然良導絡經絡儀問世超過七十年，至今仍沒有理想的判讀系統，導致推廣不易，一直無法被醫界大量使用。

一般中醫師的使用，會在開始時利用脈診和經絡檢測結果進行比對，慢慢找出經絡檢測的判讀邏輯。但多數情形是，精於脈診的高手，由於不容易找到經絡儀和脈診之間的關係，無法快速上手，既然已經能夠用脈診診斷，就不會再花時間學習用經絡儀了；而脈診能力不足的人，更不容易找到判讀的邏輯，就算能找到一些跡象，也因為無法用脈診確認，對自己的判讀缺乏信心。

脈診與調理的理想組合

長期以來，經絡儀設備的開發人員多數是電子專業的工程師，經絡儀有一些經絡的說明，但是沒有判讀內容。曾經有人嘗試發展判讀技術，找精通脈診的中醫師對同一個人做脈診和經絡檢測的比對。但由於中醫師對儀器判讀的理解不夠，這種比對可能要上萬筆才能找到其中的規律，精通脈診的中醫師無法專職做這項工作，因此一直沒有開發出適當的產品。

二〇〇九年我開發了一套氣束能產品，它能發出束狀的氣場能量，為了深入了解氣束能對身體的影響，發展氣束能的使用方法，因而積極尋找合適的量測儀器，發現經絡儀是最理想的工具。

我依特殊需求設計研究方案，每次使用時，先以經絡儀量測，是為調理前的經絡數據；然後依據量測結果，選擇合適的療程，用氣束能調理一小時，之後休息半小時，再量測調理後的經絡數據。

在開始使用前先做實驗，發現在**以氣束能調理之後，如果立即量測，經絡數據會很亂，而且不斷變化。必須至少等半小時，經絡狀況穩定後再量測。**

氣束能的能量進入身體之後，會循經絡流動，在同一條經絡中的不同穴位灸治，效果差異不大。這個特質，使得**氣束能的調理，不太注重選擇穴位，只要選擇經絡即可。**經絡儀的檢測中有一欄數據是「五行分佈」（依臟腑的五行進行統計和比較），只要選擇其中數值最低的一組進行調理。可以說，經絡儀和氣束能搭配，是最理想的組合。

◆ 儀器輔助檢測，找出判讀邏輯

在開始使用經絡儀時，並沒有想過發展經絡儀的判讀。是在一次檢測過程，發現受測者五行分佈中的金（肺）特別低，我懷疑他正在排寒氣，於是用手指碰觸他的鼻尖和額頭，發現他鼻尖溫度很低。這是我常用來判斷排寒的觸診方法。當鼻尖低溫時，排的是肺寒；而當額頭低溫時，排的是胃寒。這是第一次發現經絡儀的檢測數據可以判讀出肺的自癒活動。

找到這種邏輯後，陸續又找出心的自癒、脾胃的自癒、腎的自癒、肝和膽的自癒等各種圖形。

傳統脈診只能判讀出臟腑的寒、熱、虛、實，無法判讀出身體正在進行的自癒活動。經絡儀判讀出自癒活動是很大的發現。

標定「病之所在」，重啟生活契機

判讀出自癒活動，則經常自癒的臟腑必定存在著損傷，「病之所在」也就被標定了出來。每一個臟腑的損傷都能找到特定的行為。例如，肺的損傷是受寒，是天冷時穿著不保暖造成的。「穿著不保暖」是人的行為，是受寒最原始的病因。

愈來愈多的研究顯示，現代的慢性病多半是錯誤的生活形態造成的。經絡儀可以判讀出創造損傷的行為，就能標示出生活中存在的錯誤行為。找到病因，改正錯誤的生活形態就有明確的方向了。

經絡儀能判讀出自癒活動，標示出病之所在和創造疾病的原因，它就成為調整生活形態非常理想的工具。而在經絡儀判讀邏輯確立後，我們即將其發展成雲端服務的解決方案，使經絡的檢測和判讀，成為每一個人都能學會的知識和技能。

Chapter 06

氣束能和經絡儀的配對使用

二〇〇九年，我們開發了一種能模擬氣功師發出氣場的工具——「氣束能」。這種物理學還無法認知的能量，目前沒有設備能量測到任何已知的物理量，但是可以用手明確感知氣場能量的存在。

使用氣束能一段時間之後，發現其確實對健康有很好的影響。為了理清氣束能對人體的影響，經過多方探尋，找到了台灣「經絡道」品牌的經絡儀。這個經絡儀不同於傳統良導絡經絡儀，檢測時直接用傳感器檢測人體的微電流，無需在皮膚上通電。

傳統良導絡經絡儀檢測時必須在皮膚上通過電流，這種方法有幾項缺點：一、通了電流後，皮膚的電性改變，需要數小時才會回復。這項缺點，造成不能在同一點短期間重複量測。二、由於需要通電流，檢測時的壓力或皮膚濕度都會影響結果。這種情形導致檢測的結果變異較大，重現性低。

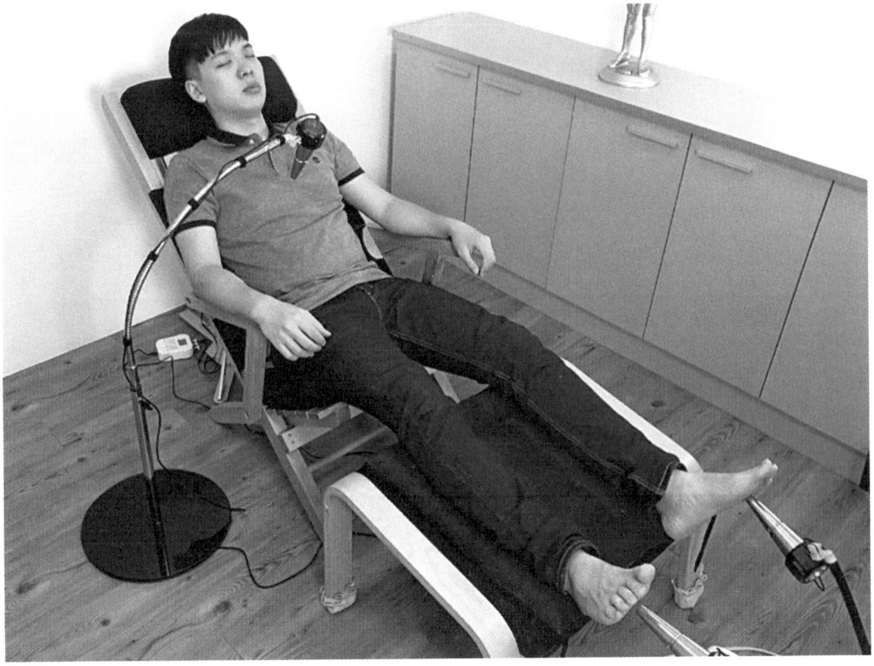

我們所選用的經絡儀是經過改良後的新產品，由於沒有在皮膚上通過電流，可以在同一個穴位重複量測，而且重複量測的重現性能高許多，非常適合經絡研究的需要。

氣束能產生的氣場能量，可以從人體經絡上的穴位輸入人體（如上圖）。氣場能量進入人體之後，能量不會四散，而會循著經絡在全身流動。氣束能這種特質和已知的各種經絡調理工具不同，氣場能量會在流動中逐漸為身體所吸收。

這種流動的特質，使得氣束能調理時，穴位的選擇變得很簡單。同一條經絡中選擇不同穴位的差異不大。例如，選擇心包經的勞宮穴做為氣束能的入口，氣場能量進入心包經後，很快就會流到內關穴。選擇勞宮穴和內關穴的效用差異並不大。所以，**在設計調理方案時，只需要針對五臟，每一個臟選用一組穴位。**

圖一是經絡檢測結果圖，在右下角有個區塊列出「五行分佈」，會依五行顯示各個系統的數值（即是中醫的臟腑寒、熱、虛、實）。利用氣束能調理時，選用五行系統圖中數值最低的臟，做為氣束能調理的重點。如圖一的狀況，腎屬水，代表水的黑色數值明顯低下，氣束能選用腎的穴位組即可。因此，結合氣束能和經絡儀，成為一套包含檢測和調理的閉環（Close loop）調理系統。

從調理變化理解各種圖形意義

二〇一五年八月，我們在台北設立了一

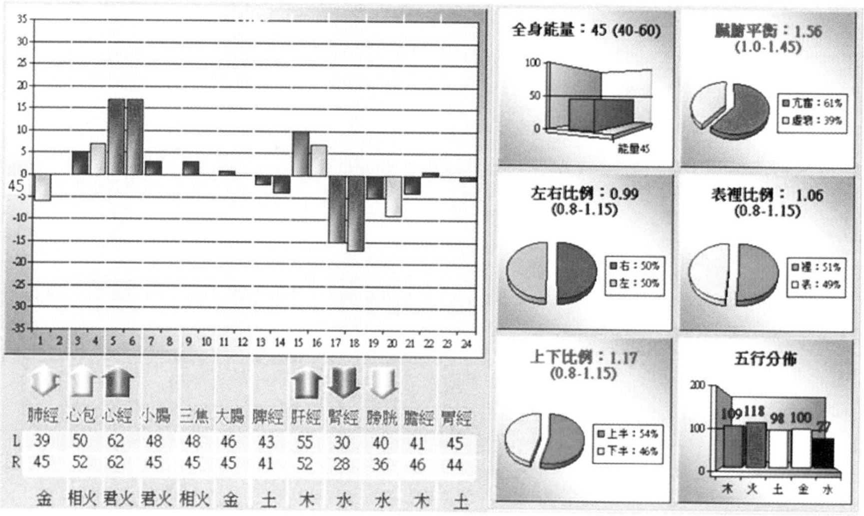

圖一：經絡檢測圖

個養生調理工作室，開始氣束能和經絡儀的應用。做法是：

- 先利用經絡儀檢測，依檢測結果選擇調理的臟腑。
- 再依選擇臟腑的穴位，利用氣束能進行一小時的調理。
- 結束後半小時，再做一次調理後的經絡檢測。

在建立工作室之前，我們做過實驗，發現氣束能調理結束後，如果立即量測，圖形會很亂，而且會不斷變化，至少半小時後才會趨於穩定。圖形完全穩定則是在調理結束後三小時。因此，選擇在調理後半小時再做一次檢測，其結果如圖二。

觀察大量氣束能和經絡儀的應用記錄，從調理的變化中，逐漸理解各種圖形或數值的意

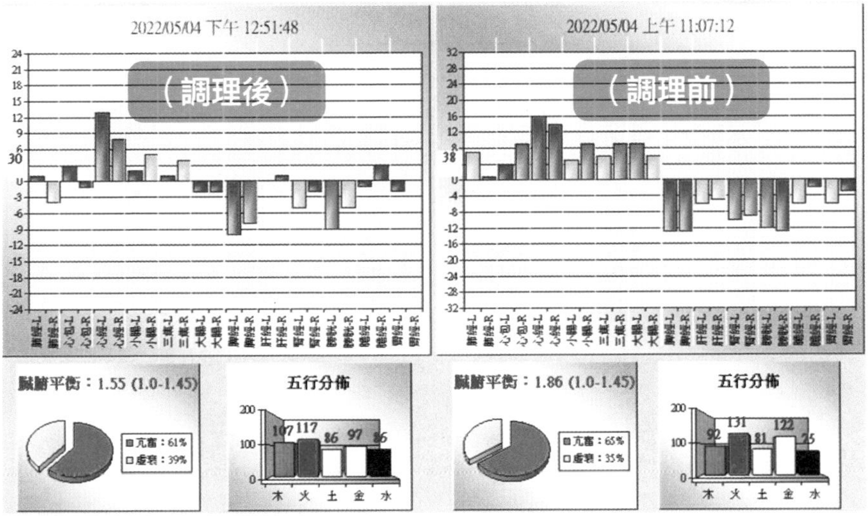

圖二：氣束能調理前後的經絡檢測圖

義。特別是偶爾出現特殊變化的個案，提供了更豐富而具體的信息。

圖三是一個非常特別的個案，調理對象是一位六十八歲的女性，調理前有明顯的胃痛，並且持續了數天。從這張檢測圖來看，調理前她的臟腑平衡數值很高，達到2.01。圖形是典型的上實下虛，即上半身的經絡都是實症，下半身都是虛症。

經過調理後，臟腑平衡大幅下降到1.28，她胃部的不適完全消失，平均能量值則從調理前的40升高到46。

研究圖三的個案數個月後，我們發現了包括圖形和各項數值的意義。

這種明確的「上實下虛」經絡圖，是身體正在進行胃的自愈活動，而且修復的是胃的潰瘍性損傷。

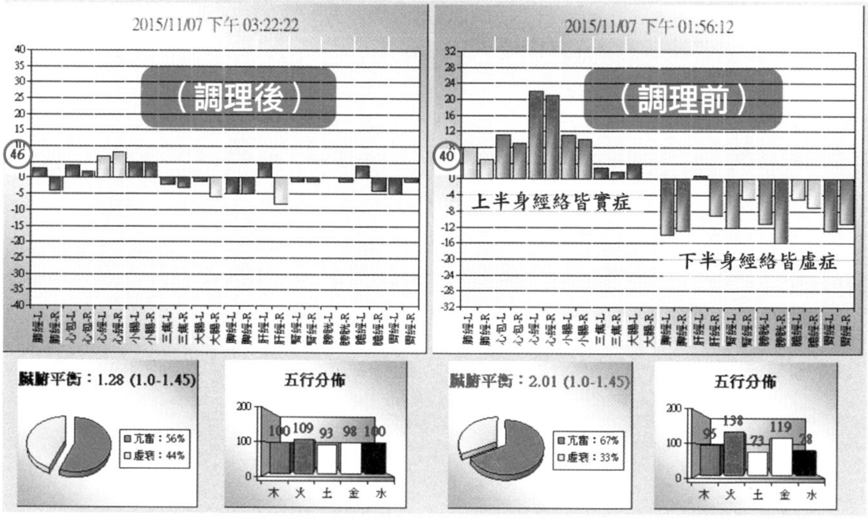

圖三：胃的自癒調理前後經絡檢測圖

自癒活動分為四個階段：

- **第一階段是自癒活動啟動期。**

如果在調理過程中啟動新的自癒活動，則調理前後的臟腑平衡會大幅上升。自癒力度愈大，臟腑平衡數值愈高。平均能量值會下降，減少的能量，從人體總能量移到正在進行自癒的臟腑。

- **第二階段是自癒的中間過程。**

如果調理前後都在自癒的中間過程，則圖形和各項數值可能都變化不大，或完全不變。

- **第三階段是自癒活動結束期。**

如果在調理過程中結束了自癒活動，則調理前後的臟腑平衡會大幅下降。這說明了這個案例的臟腑平衡值，從調理前的2.01，到調理後的1.28。自癒力度愈小，臟腑平衡數值愈低。平均能量值會上升，增加的能量，是從自癒的臟腑移到人體總能量。如圖三平均能量值從調理前的40升高到46。

（❖整個調理，接續調理前胃的自癒活動。在調理過程，由於氣束能提供額外的能量，這種能量可以被身體直接用於自癒活動，加速了自癒活動的完成。可能在調理前，身體本來就在第二階段的尾聲，即將完成這次的自癒活動，就只差一口氣。才會在氣束能調理一小時之後，完成了自癒活動，造成如此大的變化。）

●第四階段是自癒活動結束後排除自癒產生的垃圾。

這時會出現比較多的好轉反應，出現各種疾病的症狀，例如排寒氣時的打噴嚏。但是，此時身體的自癒機制已經轉移到新啟動的自癒活動，正在排除垃圾的動作不會在經絡檢測中反應出來。

在這個案例中，第一次發現原來胃部的疼痛或不適，是身體正在進行胃的自癒活動造成的。胃部的這些疼痛或不適，是一種好轉反應，不是疾病的本體。

雲端判讀系統的建置與運用

在愈來愈多類似圖三個案的研究中，經過大約總量測人數三千人，和兩萬人次調理前後量測的數據分析，我們發展出可以檢測人體自癒活動的經絡儀判讀技術，並且將這些判讀邏輯做成「雲端判讀系統」。

在研究過程中，意外發現經絡檢測的結果，不但能檢測出脈診測出的臟腑寒、熱、虛、實，從圖形識別中還可以檢測出臟腑的自癒活動。

最早檢測出肺的自癒活動。我們原來判別肺的自癒活動，也就是排寒氣，是用手比較額頭（印堂穴）和鼻尖（素髎穴）的溫度差異。當額頭較低溫時，是身體排胃部或胃經寒氣的症狀；當鼻尖較低溫時，則是排肺部或肺經的寒氣。後來發現肺經、三焦經和大腸經的數值都低於平均能量值時，額頭或鼻尖就會出現溫差，說明這種圖形是肺自癒活動的現象。

如前述，當經絡儀檢測出臟腑的自癒活動時，「病之所在」自然就呈現出來了。**每一個臟腑的病，有一定的成因**。經常排寒氣的人，身上必定存在著大量的寒氣，他的生活中必定有某些不當的行為，例如穿衣不保暖，或是常喝冰冷飲料。「穿衣不保暖」、「常喝冰冷飲料」是這個人的行為，是創造損傷或疾病最終極的原因。

這種儀器的診斷方法，雖然和傳統脈診方法不同，但是利用這種方法，找出一個人生活上可能存在的不良習慣（這些習慣會不斷創造臟腑的損傷），這種檢測就可以做為養生方向中調整生活形態的指引，不斷改正那些會創造損傷的行為和習慣。

當人體的自癒活動可以量測時，就有機會開始研究人體的自癒活動，了解自癒活動運行的規律，以及自癒活動可能創造的異常和不適，發展出可以充分運用人體自癒能力的養生方法。

我們將經絡儀的判讀技術製作成雲端判讀系統，提供給個人養生者以及養生行業的從業人員使用。傳統的脈診必須經過長久的臨床經驗，並且熟知中醫「辨證論治」推理手段，有機會找出「病之所在」，才有一定機會判斷出疾病的可能原因。一個合格的中醫師，可能需要累積十年以上的臨床經驗，並且熟讀古代醫書，才有機會做好這件事。但是使用經絡儀加上雲端判讀技術服務，大約兩週就能學會使用，並且開始精準的判斷出病人生活習慣上可能存在的問題。再經過一段時間的臨床經驗累積，就能成為有經驗的自然醫學相關從業人員。

Part 3

系統篇

◆ 漢文化的「身心靈」

——人體身心靈系統之「身」：生理

《黃帝內經》是中國最古老的醫學書籍，其中主要內容都在談論人體的生理部分，包括人體的系統組成，各個季節生活中應注意的事項，如果生活形態不正確，可能會出現什麼樣的狀況和疾病，生了病之後應如何處理。基本上非常近似於電腦的使用手冊，可以說它是一本最早問世的「人體使用手冊」。

電腦的使用手冊是設計者寫的，《黃帝內經》對人體的描述，也是從設計者觀點發展出來的。這是中醫和西方醫學最大的差異。相對的，現代醫學是從解剖學發展出來，是從使用者視角觀察人體的醫學。兩個不同視角觀察發展出完全不同的醫學。

中醫只有兩大類治療方法：「扶正」和「祛邪」。扶正即是俗稱的「養氣血」，主要在提升人體總體能量；祛邪俗稱「排垃圾」，主要在清除堵塞在經絡中的垃圾，保持經絡的通暢，經絡對應的臟腑即能經常保持在高效能的狀態。扶正和祛邪都不直接治療疾病，主要在提升身體的能量和臟腑的效能，最終提升身體的自癒能力，再由身體內部的自癒機制去除疾病。可以說自癒是中醫的核心概念。

左圖是中醫自癒的系統概念，身體在使用過程會創造出「各種損傷」，只要身體有足夠

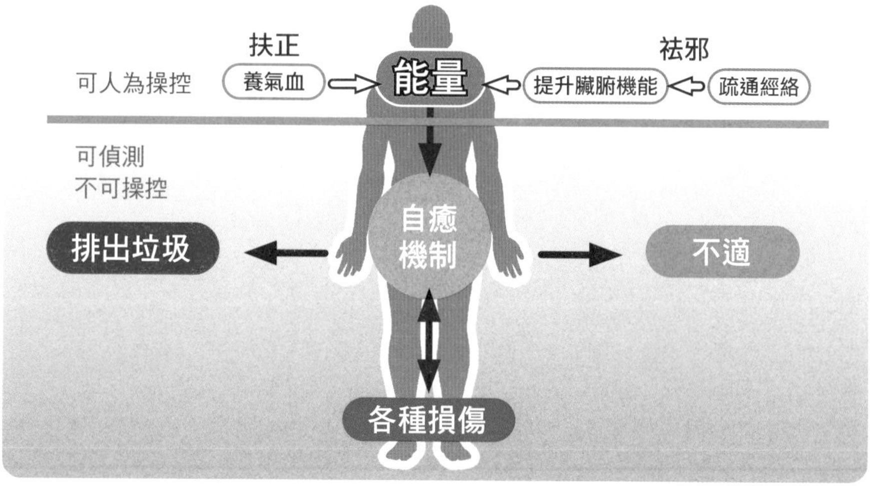

的能量，就會啟動自癒機制修復這些損傷。在修復過程常會造成「不適」，也會「排出垃圾」。

圖中的綠色橫線分隔出兩個區塊，線的上方是可以人為操控部分；下方則是身體自癒機制操控範圍，是無法用人為操控的部分。中醫只能利用扶正和祛邪的手段，不斷提升人體的能量。自癒機制有了足夠的能量，自然會解決所有問題。

自癒活動創造的「不適」和「排出垃圾」，由於不是經常出現，屬於異常的現象，常被現代醫學定義成疾病，成為治療疾病時主要消除的目標。

由於這些異常症狀是自癒活動創造的，消除這些症狀最快的方法是停止自癒活動。例如打噴嚏、流鼻水，是肺的自癒活動「排寒氣」的症狀，常被定義為過敏性鼻炎，認為病在鼻子，是鼻子太敏感，用藥降低鼻子的敏感度就能終止症狀。結果是症狀終止了，寒氣卻排不出去。等身體再積累更多能量，再次啟動

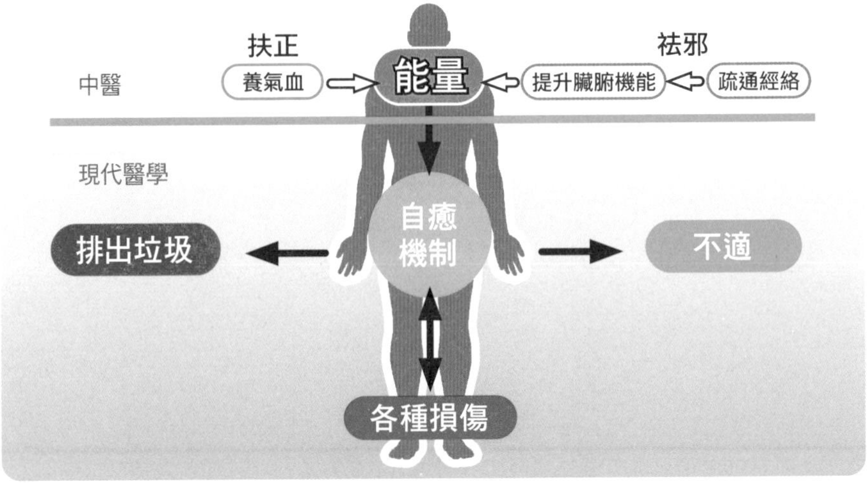

排寒氣，症狀會再出現，再出現的症狀又被定義為疾病復發。如果出現的頻率很高，就定義為「過敏性鼻炎」。由於治療都集中在症狀，也就是疾病的結果，是一種「治果不治因」的醫療方法。

相對於現代醫學的「治果不治因」，中醫則將「治因不治果」定為治療疾病最重要的基本原則。傳統中醫透過望、聞、問、切的診斷，找出疾病的可能方向，再透過「辨證論治」的推理方法，找出疾病的可能原因。有了原因，醫生才可以開立處方治病。

推理出來的病因，在沒有治癒病人之前只能算是假設性病因。因此，醫師會開立兩三天短期的處方，之後觀察病人是否依其推論的方向發展，了解治療方向是否正確。如果不如預期，就需要重新推理找出可能的病因。面對疑難雜症，這種嘗試性的治療會不斷的進行，直到治癒疾病為止。

中醫存在已超過一千年，古代的醫師會把他們推理和治病的過程留下醫案，而後世醫生必須廣泛閱讀大量古代的醫案，前人做過的成功推理，自己就不用再試。

二〇二三年，我們發展出經絡儀和其搭配的判讀技術，這套判讀方法可以從經絡檢測結果判讀出人體正在進行的臟腑自癒活動。

自癒可以被量測是很重要的進展。自癒的臟腑必定存在損傷，如此「病之所在」就被標示出來了。每一個臟腑的損傷有特定的原因。例如肺的自癒活動，主要在排寒氣，如果經常出現肺的自癒，說明受測者天冷時常穿得不夠保暖。這是受測者的行為招來的，是創造寒氣的最原始原因。

新的診斷方法，省去困難並且漫長的脈診學習過程，也大幅簡化了辨證論治的推理過程。明確定義出了自癒活動，調養或治療的方向就很簡單了，就是幫助身體更快、更有效的完成自癒活動。同時，診斷也標示了創造疾病的行為，改善這些行為就去除了病因。

愈來愈多的研究顯示，錯誤的生活形態是慢性病主要原因。能夠檢測出自癒活動的方法，和改善創造疾病的行為，是解決錯誤生活形態所創造慢性病的理想方法。

長期以來，慢性病一直缺乏痊癒技術，中醫在生理方面的理論和方法，以及中醫科學化所發展出來的新技術，可能有機會提供新的解決方向。

Chapter 07

經絡和臟腑

「經絡」的存在，是漢文化生理概念和西方最大的不同。人體有十二條和器官對應的經絡，這些有經絡的器官，顯然和沒有經絡的器官不同，中醫稱有經絡對應的器官為「臟腑」，是人體所有疾病的原因所在。其他沒有經絡的器官出現異常時，通常要推理找出造成異常的原因，而這些原因必定在十二個臟腑之中。

經絡是用來調理臟腑的

氣功修煉出現在中國超過千年以上，經絡是修煉時氣場能量循行的路徑。經絡中有許多節點，稱為穴位。自古以來，中國的針灸師利用針刺穴位來治療疾病，可以說經絡是用來調理臟腑的。

例如，眼睛沒有對應的經絡，但是有兩條經絡通過眼睛：小腸經和膀胱經。經絡存在著先後順序，小腸經在前，膀胱經在後，眼睛的異常和這兩條經絡有關。能量供給的問題，多半跟小腸經有關；排垃圾的問題，則是和膀胱經有關。小腸和膀胱是兩個臟腑，是疾病原因的根源所在。

系統化理論是中醫最大特色

人體十二條經絡對應著十個器官和兩張膜。十個器官可以分成兩組，一組是具有複雜結構的器官，包括「心、肝、脾、肺、腎」，中醫稱為「五臟」；另一組則是空心的容器，包括「小腸、膽囊、胃、大腸、膀胱」，中醫稱為「五腑」。兩張膜分別為「心包膜」對應心包經，「橫膈膜」對應三焦經。

五臟和五腑中，每一個臟都和另一個腑的經絡相鄰。心經和小腸經都在手臂小指一側，肺經和大腸經則在大拇指一側。腿腳上的經絡也是一對一對相鄰存在著，肝經和膽經、脾經和胃經、腎經和膀胱經，都是緊密相鄰的。

心包經在心臟的外部，它和心臟有密切關係，因此，心經、小腸經和心包經三條經絡構成一組臟腑。三焦經則和肺經及大腸經有密切關係，構成另一組臟腑。於是，十二

十二經絡分佈圖

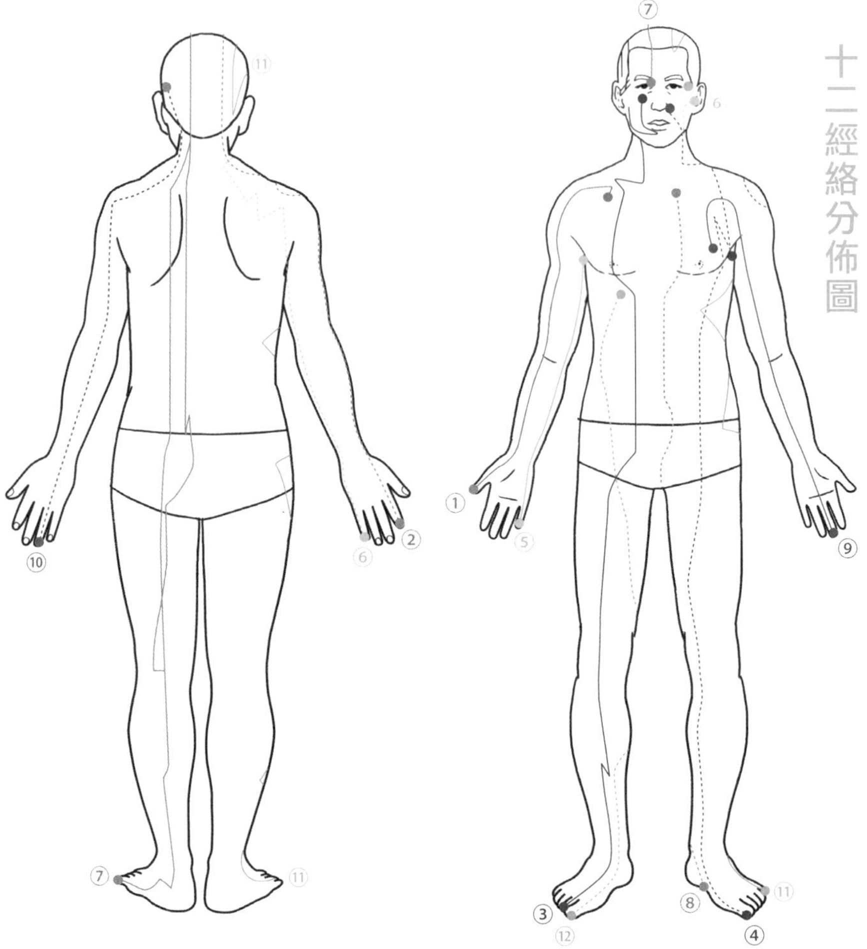

--------- 手：②大腸經、⑥小腸經、⑩三焦經
——— 足：③胃　經、⑦膀胱經、⑪膽　經
——— 手：①肺　經、⑤心　經、⑨心包經
--------- 足：④脾　經、⑧腎　經、⑫肝　經

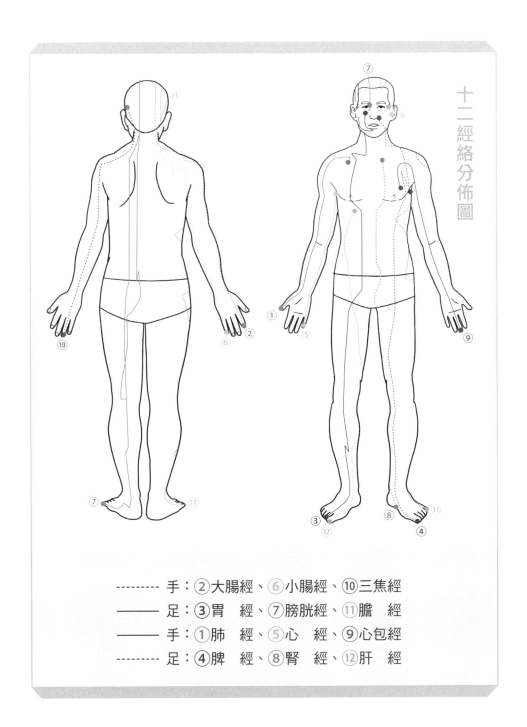

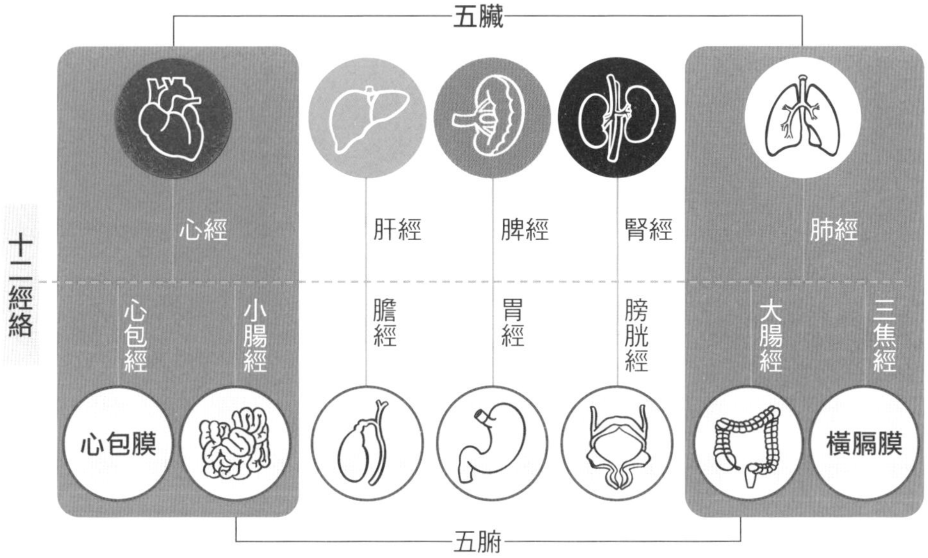

▲人體的十二條經絡構成五組臟腑。內含是：肝、脾、腎是兩條經絡構成一對臟腑，心和肺則是三條經絡構成一組臟腑。

條經絡可以簡化為五組臟腑：

- 肝經和膽經一組。
- 脾經和胃經一組。
- 腎經和膀胱經一組。
- 心經、小腸經和心包經一組。
- 肺經、大腸經和三焦經一組。

系統化理論是中醫最大特色，人體數十個不同的器官，其中只有十二個器官具備經絡。經絡是用來調理和治療的通道，只有十二個器官有經絡，說明只有這十二個器官是需要治療的。

如此一來，系統中器官的總數瞬間就從數十個減少到十二個。再進一步整理成五組臟腑，關鍵器官的總數進一步減少至五個。簡化後的系統，理清各個臟腑之間的關係就容易很多。

中醫的四種治病方法

中醫治療疾病有四種主要方法，依序為：砭、針、灸、藥。

砭：用砭石來推拿經絡穴位，也可泛指各種按摩和推拿的調理方法。這種方法，只要醫者具備治療的技術，空手就能治病，最為方便。放在第一位，是為上上策。

針：用針刺經絡穴位有兩種不同的方法。第一種是醫師需要修煉氣功，可以循針把氣場能量注入穴位，氣場能量會循經絡在人體內部流動，衝開堵塞的經絡，也可提供人體自癒所需的額外能量。（氣場能量是每一個人體本來具備的能量。）第二種是沒有修煉氣功的醫師，就利用針刺來刺激穴位，也可以達到某些治療的功效，但整體效能沒有帶氣針刺高。這種方法，由於需要特定的針刺材料，因此，放在第二位，是為上策。

灸：這種方法需要燃燒灸條，刺激穴位，達到治療疾病的效用。灸條是一種不斷消耗的材料，沒有針刺方便。放在第三位，是為下策。

藥：就是我們今日熟知的醫生開藥治病，由於需要大量的耗材，是四種方法中最不方便的。因此，放在第四位，是為下下策。

理論上四種方法都能治病，但各有所長。前三種都是在經絡穴位治病；至於用藥，則中醫有「藥物循經」的理論，也是針對各個臟腑配藥。**無論哪一種方法，經絡和臟腑**

都是主要治病的目標。

古代的中醫師必須熟知四種方法，視疾病狀況選用，有時只用一種方法就能解決問題，有時則需要用上數種方法。今天用藥成了主流，許多本來用其他方法才能解決的疾病，就成了難以醫治的絕症。

Chapter 08

中醫治病的兩大基本原則

「治因不治果」和「治病不治症」是中醫治病的兩大基本原則。

推理找病因是治病第一步

先談「治因不治果」。

中醫必須知道疾病的原因，才能針對原因開立處方治病。古代中醫沒有能力證實每一種疾病的病因所在，只能利用推理的方法，找到假設性的病因，有了病因才能開方。

如果遇到從未治過的疾病，開始時的治療，會先找到一個假設性病因，然後開立三至五天的藥物。複診時，如果病人如預期變化，說明假設是正確的，身體已經改變了，再針對當下狀況開立新的藥方。

如果三、五天後，病人變化不如預期，則可能前次的推理有誤，必須重新推理，找到新的病因，再開立新的藥。反覆幾次後，可能會找到真的病因。當然也可能找不到，就治不好病。

幾千年來，中醫留下了大量的推理數據，其中很多推理成功的案例，就成為具有實證基礎的醫案。這些成功案例也成為後世中醫師的基本知識。

艱深難懂的中醫陰陽五行理論，是中醫師推理找病因的邏輯結構。中醫師根據病人身上看到的症狀，利用陰陽五行理論進行推理，找到可能的病因。整個推理的過程，稱為**「辨證論治」，是中醫最重要的精華**。

◆ 從根本解決問題才是治療重點

再談**「治病不治症」**。

中醫認為疾病表象的症狀，是「症」，不一定是病因所在。病因所在才是「病」。例如打噴嚏、流鼻水，症狀全都在鼻子，但是它的病因不在鼻子，可能在胃。有可能是吃冰冷的食物造成胃部受寒，身體在排除胃部寒氣時，利用冰冷的體液，把胃部的寒氣運送到鼻子，再從鼻子排出體外。因此，真正的「病」，在「胃裡的寒氣」。

所以，治療的重點不在「停止鼻子的噴嚏和鼻水」，這些都只是「症」，不是「病」。而是要從根本解決問題，幫助人體更快的排淨寒氣，以及指導病人調整生活形態，減少胃部受寒的機會。

西方醫學是實證醫學，事事講究實證。症狀是看得到的，但很難找到實證來證實真正的病因所在，以致於大多數的慢性病都「病因不明」。由於西方醫學沒有「治因不治果」的原則，疾病的原因不明，說明沒有證據顯示症狀不是病因，就直接治療結果。以治療症狀為主，就成了西方醫學的主要方向。

近百年來，中國國勢薄弱，中國人自信心低落，中醫的發展也受到了影響。愈來愈多中醫師受到西方醫學的影響，開始放棄中醫的基本原則，用西醫的診斷和治療邏輯開立中藥處方。中醫的效能日漸低落，今日仍堅持「治因不治果」和「治病不治症」的中醫師已經愈來愈少了。

Chapter 09

自癒是中醫的核心概念

我們在過去十年利用經絡檢測設備，發展出可以檢測出人體自癒活動的判讀技術。當自癒可以被檢測，我們開始觀察和研究人體的自癒活動，期望進一步理解身體內部自癒機制的運行邏輯，以及人體各種自癒活動中可能出現的症狀，最終希望能發展出充分運用每一個人體內部自癒能力的養生技術。這部分在後續的章節會更詳細說明。

一張圖看懂人體的自癒機制

下頁圖一，是我用人體模型對人體自癒機制建立的系統示意圖。正中央的「自癒機制」是整個自癒的核心，自癒修復的對象是下方的「各種損傷」。依據前面第一章「人體的系統」介紹，這部分的智能並不在大腦，比較大的可能是由靈魂透過經絡調控。

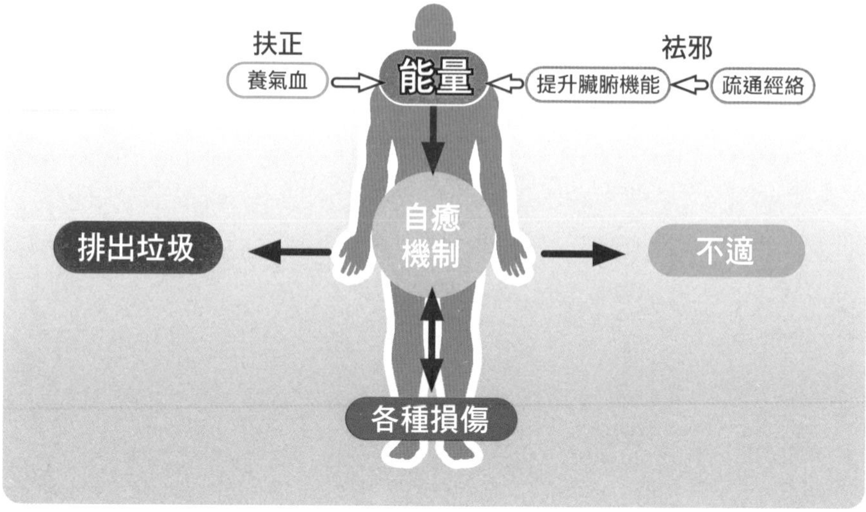

圖一：自癒機制示意圖

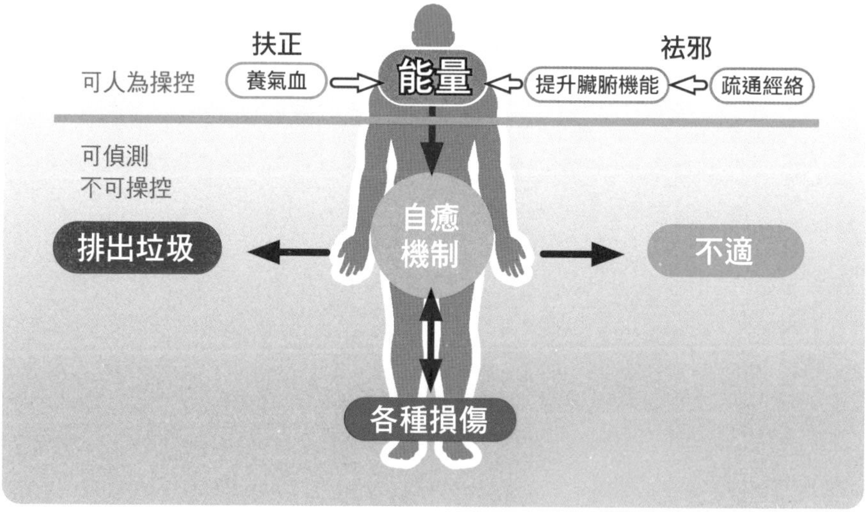

圖二：只有扶正和祛邪是可以人為操控

圖二在圖一中加了一條長長的綠色橫線，其上方能量部分是可以人為操控的，所有中醫養生的扶正和祛邪，都在這個範圍之內；其下方自癒機制的運行，則是人們不可操控的部分，由身體內部的自癒機制自行運行。

《黃帝內經》中，治病的方法主要有兩大類：「扶正」和「祛邪」。扶正俗稱「養氣血」，主要在提升人體總體的氣血能量；祛邪則俗稱「排垃圾」，主要在排除經絡中堆積的垃圾，提升各個臟腑的效能。扶正和祛邪，都不直接治療疾病，而在提升人體自癒機制的能力，最終由人體的自癒機制修復損傷，克服疾病。

可以說，中醫是一門充分利用人體本來具備的自癒能力，修復身體的損傷，去除疾病的醫學。

中醫和現代醫學在自癒系統中的差異

自癒是醫學上很少研究的課題，它和免疫不同。免疫源自於傳染病學，當人體受到外來細菌攻擊時，身體的防衛性反應，稱之為免疫；自癒則沒有外來攻擊，是身體發現體內的損傷，並自行修復損傷的行為。

提升人體能量的扶正和祛邪，主要依賴良好的生活作息和運動，加上適當的物理性經絡調理。**人體的系統運行理論，以及對自癒機制的理解，是最重要的知識基礎。**

現代醫學目前以生化科學為主，其所涉及領域多數是自癒機制內部的工作。自癒機制運行時，人體內部的控制中心能隨時掌握眾多信息，如人體的總體能量、各個臟腑的損傷狀況、修復的優先順序、修復各個損傷所需要的能量和資源……。這些信息都不是現代醫學醫生所能掌握的。也就是說，現代醫學的醫生雖然和自癒機制使用類似的生化科技，由於缺乏上述的諸多信息，只能盲目的工作，其成效可想而知。

由於人體的自癒機制修復臟腑時，會產生不適和異常，而現代醫學中沒有自癒的概念，這些不適和異常便多數被定義成了各種疾病。

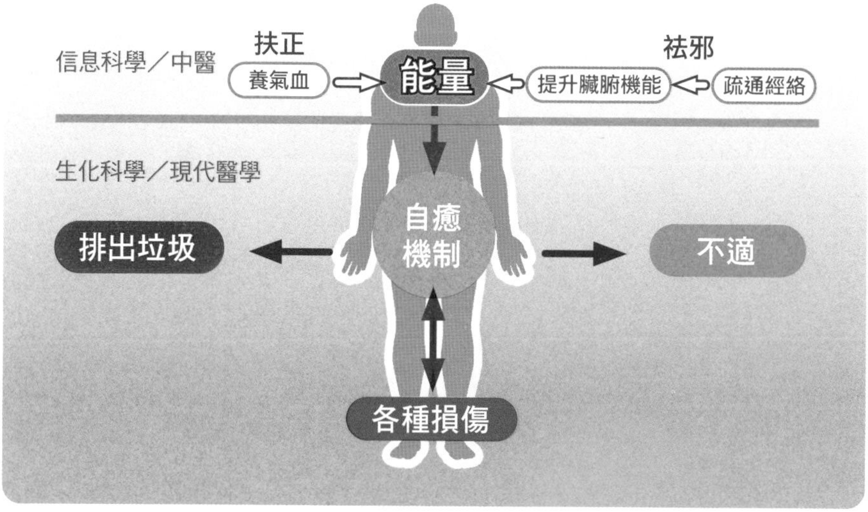

圖三：中醫和現代醫學在自癒系統中的差異

Chapter 10

大量自癒的好轉反應被錯誤定義成疾病

皮膚傷口是最容易觀察的人體自癒活動。在皮膚傷口康復的過程，會出現許多不適和異常，例如紅腫、發癢、結痂等。身體內部其他器官自癒的過程，同樣也會出現這一類的不適和異常。由於這些不適和異常，不像皮膚傷口康復過程那樣容易觀察，常常被錯誤理解成新的疾病。

著眼點不同，定義結果也不同

舉例來說，身體在排胃的寒氣時，會打噴嚏、流鼻水，就被定義成了鼻炎。反覆出現排胃的寒氣的症狀，不斷的打噴嚏、流鼻水，就被定義成了過敏性鼻炎。

中醫定義的「排胃的寒氣的症狀」（打噴嚏、流鼻水），和現代醫學所定義的「鼻炎」，其實定義的是同一件事。只是**中醫從症狀的原因定義疾病**，**現代醫學則直接把症狀定義成疾病**。著眼點不同，定義出來的結果也不同。

胃寒的垃圾排泄造成的症狀，除了打噴嚏、流鼻水之外，還有另外七種：

- 在開始打噴嚏的一、兩天後，垃圾會循著胃經往下流動，先從鼠蹊部滲出。由於滲出的垃圾富含蛋白質，使附近既有的霉菌快速繁殖，造成**鼠蹊部濕疹**。
- 接著再從腳趾縫滲出，同樣造成腳部濕疹，即是**腳氣或香港腳**。
- 一、兩天後，又有一部分從小便以**蛋白尿**排出。（胃自癒的垃圾是廢棄組織的成分，自然富含蛋白質。）
- 蛋白尿如果出現在女性，由於女性尿道口容易殘留尿液，造成細菌大量繁殖，過幾天後可能衍生出**尿道炎**、**陰道炎**、**膀胱炎**和**子宮頸糜爛**等四種婦科炎症。

當這些婦科炎症出現時，蛋白尿可能早就不再出現了，醫生很難將蛋白尿和四種炎症連結在一起。由於排胃寒的自癒活動，隔一段時間就會再啟動，因此，這些婦科炎症也會跟著反覆出現，成為間質性炎症。

排除胃寒的自癒活動，會產生「過敏性鼻炎」、「鼠膝部濕疹」、「腳氣」、「蛋白尿」、「尿道炎」、「陰道炎」、「膀胱炎」、「子宮頸糜爛」等八種症狀，而這八種症狀都被定義成了獨立的疾病，和排胃寒的自癒活動完全無關。

「治果」不治因，「後患」無窮

如果患者知道這些症狀是排胃寒產生的好轉反應，只要做適當的處理，就能將損傷控制到最小。例如，排胃寒垃圾引起的腳氣，只要在腳趾出現濕氣時，穿上能吸收水分的五趾襪控制濕氣，必要時用去霉菌的藥物殺菌，即能控制住症狀；出現蛋白尿時，女性在小便後仔細清洗、擦乾，就能防止後續的四種婦科炎症。

實際的情形，是醫生將這八種症狀都當成原因不明的各種疾病。由於原因不明，只能治療結果，自然不會從胃的寒氣排除著手解決問題，症狀就反覆出現，最終成為難治的慢性病。

疾病的定義錯了，相應的檢測、治療的方向和方法可能也都錯了，疾病無法治癒也就成了常態。

做「對的事」，再把事做好

除了排胃寒會產生多種被當成疾病的症狀之外，還有許多自癒創造的症狀也被錯誤理解成疾病。在經絡儀可以檢測出自癒活動之後，只要投入人力，研究更多的自癒活動和各種症狀之間的關係，便有機會逐一為那些被錯誤定義成疾病的症狀，找出真正的原因，從而使其得到正確的處理。

管理學有一句話，「做對的事，再把事做好」（do the right thing, do things right）。錯把自癒產生的症狀當成疾病，就是「做錯的事」。大量的醫學研究只是把「錯的事」做到完美，是沒有意義的，也可能是大多數慢性病找不到痊癒技術的真正原因。

中醫的辨證論治，就是在找出什麼是對的事，也就是找出疾病真正的原因，然後才能實施中醫治病的基本原則「治因不治果」。

現代醫學沒有辨證論治，也沒有「治因不治果」的基本原則，就形成了「只要把事做好，不需要管是對的事，還是錯事」的奇怪邏輯和現象。

Chapter 11

「自癒」機制與「免疫」大不同

自然界中有些動物的壽命很長，例如，大象平均壽命在七十至八十歲。野生的大象是群居動物，在象群中沒有醫生，大象和人類一樣，生命的過程中器官也會出現損傷，自然也會生病。顯然大象具有強大的自癒能力，才能修復生命過程中出現的自然損傷，而達到長壽的結果。

人類和大象一樣是自然界的哺乳類，同樣有強大的自癒能力，可是現代醫學幾乎沒人研究人體的自癒機制。我們生病時，也沒有利用自癒機制解決問題。醫學上甚至沒有「自癒」這個詞，只有免疫學，沒有自癒學。當我和醫生朋友討論自癒時，他們標準的反應，會先顯現出很困惑的表情，然後告訴我：「應該是免疫，不是自癒。」

實際上免疫和自癒不同，免疫源自於傳染病學，是面對外來細菌攻擊時，人體內部的自我防衛機制。**人體的損傷不僅有外來的細菌，人體自然使用中，也會有各種自然的**

損耗。例如，寒氣造成的寒氣垃圾堆積、怒氣造成的肝損傷……等。身體在面對這些損傷時，會啟動自癒機制，修復這些損傷。這類症狀的出現，沒有外來攻擊，是身體自癒機制啟動自癒活動所創造的症狀。

◆所謂「自體免疫疾病」……

醫學上有免疫系統疾病，稱為「自體免疫疾病」。顯然現代醫學也發現有些症狀，沒有受到外來攻擊，是身體自己產生的，就出現這種名稱的疾病。實際上，**這些疾病多數是自癒活動創造的症狀**。用了這個病名，說明醫學上否定人體擁有強大的自癒能力，認為身體的自癒能力只能處理一些皮膚傷口的簡單損傷。

例如乾癬，就是一種被定義為「免疫系統自我攻擊」的疾病。利用中醫辨證論治的推理手段，推論出乾癬的皮膚細胞快速增生，是身體因應體內經絡堵塞，本來由經絡排泄的垃圾無法順利排出，不得不採用皮膚細胞快速增生的方式，把經絡中的垃圾帶到外面排泄。

因此，我們用疏通三焦經和膀胱經的方法，讓經絡中的垃圾順利從經絡排出體外。當垃圾能順利排出後，就不再從皮膚排出，乾癬就痊癒了。

疏通經絡的方法，是**設計適當的運動和改變生活習慣**，都是病人自己可以做的事。當乾癬痊癒了，說明我們推理的理論是正確的，根本不存在「免疫系統自我攻擊」。

人體自癒機制的運行規律

既然人體擁有強大的自癒能力，合理的醫學發展，應該充分運用人體本來具備的自癒能力，來解決人體的損傷。但現代醫學幾乎不認同自癒的存在，自然不會利用人體的自癒能力。所有醫療手段，都假設人體的自癒機制不存在；所有損傷修復，組織重建，都在醫生的操控之下完成。

當我們可以利用經絡儀檢測出人體臟腑的自癒活動之後，就有機會開始研究人體的自癒機制。經過多年觀察下來，隨著檢測次數的累積，我們對於人體自癒機制有了初步的了解，可以從幾個方面說明：

❶「人體運行控制中心」。

這個中心控制著身體的所有機制，其中包括體溫、排汗、保暖以及自癒機制。**能量控制是自癒機制中最重要的一環**。控制中心必須隨時知道身體總體有多少能量？適應外界溫度需要耗費多少能量？可用於自癒的能量又有多少？

其次需要知道身體有哪些損傷？依其對生命威脅的程度制定優先順序。同時，也要知道每一種損傷的修復需要耗費多少能量？在修復過程中，必須隨時維持五臟的平衡，因此，需要知道當下效能最差的是哪一個臟腑？修復過程進行時，這個最差的臟腑會不斷的變化，修復工作也就要動態的不停變化。同一時間，身體存在著眾多損傷，光是決定當下從哪個損傷修起，就是一個很大的課題。

❷「能量」。

能量是自癒活動最重要的參數之一。人體的能量，會隨著年齡增長和健康的惡化愈來愈低。自癒能力則會隨著能量下降而愈來愈沒有活力。

控制中心隨時知道人體有多少能量，需要耗費多少能量來對抗寒氣，有多少能量可以用於自癒活動。當人體能量不足以支應自癒活動時，某些可以暫緩修復的損傷會被暫時擱置。

寒氣是最常被擱置的損傷，其多半形成於冬天。冬天處於低溫環境，身體需要耗費大量能量保暖，可支配於自癒的能量不足以排除寒氣。因此，冬天進入身體的寒氣，會延後到春天或夏天，氣溫升高，人體有富餘的能量時再排除。

控制中心除了需要知道人體總體的能量，以及可支配用於自癒的能量之外，還需要知道修復每一個器官損傷所需的能量，才能制定自癒計畫並順利執行。

❸自癒必須兼顧五臟平衡。

人體必須隨時維持五臟平衡，才能正常運行。因此，自癒活動會盡可能先修復五臟中效能最差的臟腑。

當自癒活動修復了個別臟腑的損傷後，會提升該臟腑的效能，同時改變五臟平衡的狀態。本來效能最差的臟腑將會隨之改變，身體也會停止該臟腑的自癒活動，轉而修復新出現效能最差的臟腑。

也就是說，人體每一次的自癒活動都不會把個別臟腑完全修復，然後才去修復其他臟腑，而是不斷在各個臟腑之間進行自癒活動的轉換。

人體的整體健康上升如下圖，不斷提升個別臟腑的效能，同時也隨時兼顧五臟平衡，形成一種螺旋式的上升現象。

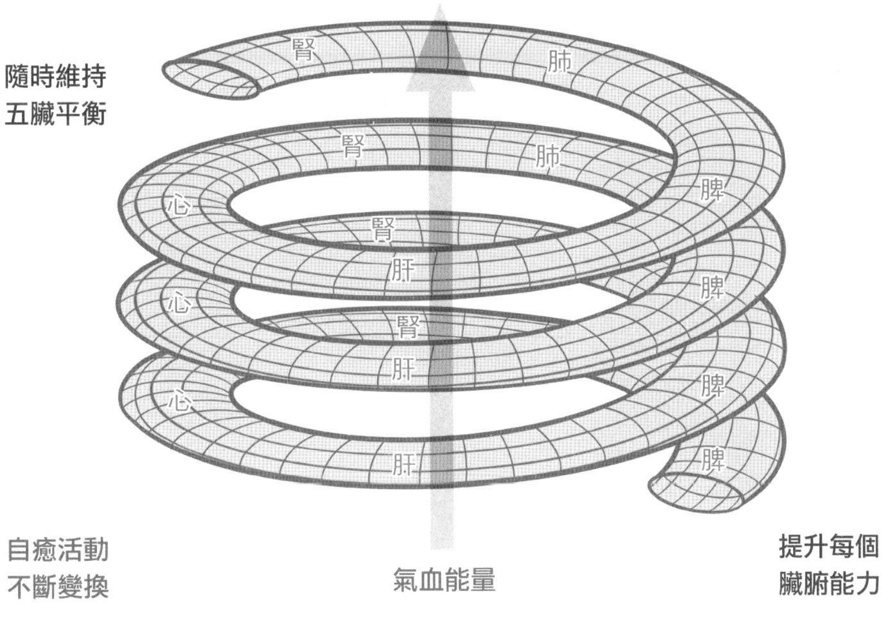

正在發展的再生醫學，實施幹細胞治療時，欠缺人體能量和臟腑平衡概念的考慮。最重要的，必須有人體「能量是有限」的概念。特別是老年人和重病的人，他們的身體本來就已經在極度缺乏能量之下運行，能夠用於自癒的能量都是硬擠出來的。**幹細胞治療是模擬人體自癒活動的一種方法，應該先對人體的自癒活動有更深入的理解，才能順利實施。**

首先，選擇修復的部位或器官，可能不是當下身體急需修復的器官。其次，當選定了修復的器官，就一味的集中能量修復該器官。這時完全沒有考慮五臟平衡，以及其他可能存在急需修復的器官，因能量不足而出現更嚴重的健康惡化。最終造成整個療程的失敗，使得幹細胞治療成功機率成為一種不可預料的狀況。

❹利用經絡儀，取得身體更多數據，做出和脈診不同的判斷。

一個心房顫動患者，經常感到心臟不適，中醫師脈診認為是心火過盛，因而用藥物泄除心火，心臟不適得到緩解。中醫師的診斷，一如經絡檢測之「五行分佈」所示的心火盛。如下圖。

但透過經絡檢測，可以得到更多信息。如左頁圖。

條狀圖中的圖形，顯示心臟正在進行自癒活動。五行分佈的簡圖，只知心臟存在過多的能量，很容易將這些過多的能量視為

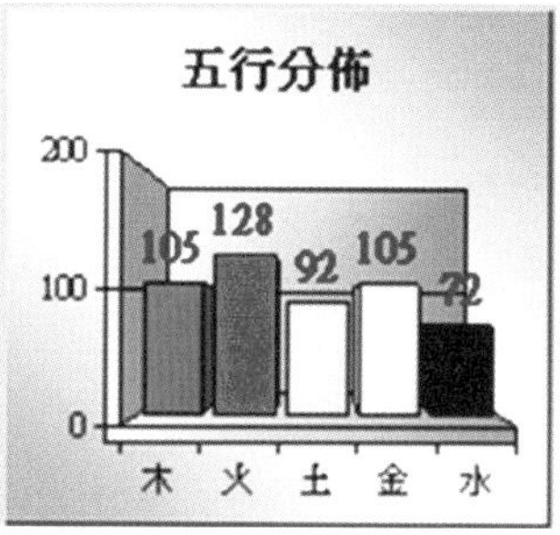

負能量，因而治療手段以泄之為佳。

當條狀圖判讀為心臟的自癒活動，則過多的能量為自癒所需能量，是為正能量。如果視其為負能量而泄除，則心臟的自癒活動將因能量不足而中止。在自癒活動中止後，因自癒所造成的不適就會自然消失。而由於心臟的自癒被中止，心臟的損傷將加大，會使心房顫動更形惡化。

反之，如果視過多的能量為自癒所需的正能量，這時的對策則以氣束能提供更多的能量，加大心臟自癒力度。當自癒活動完成心臟的自癒，心臟的不適也會停止。

對於心火過盛能量判斷上的差異，會使病情往兩個完全相反的方向發展。

同樣的情形，也會發生在「肺熱」和「胃火」的判斷。

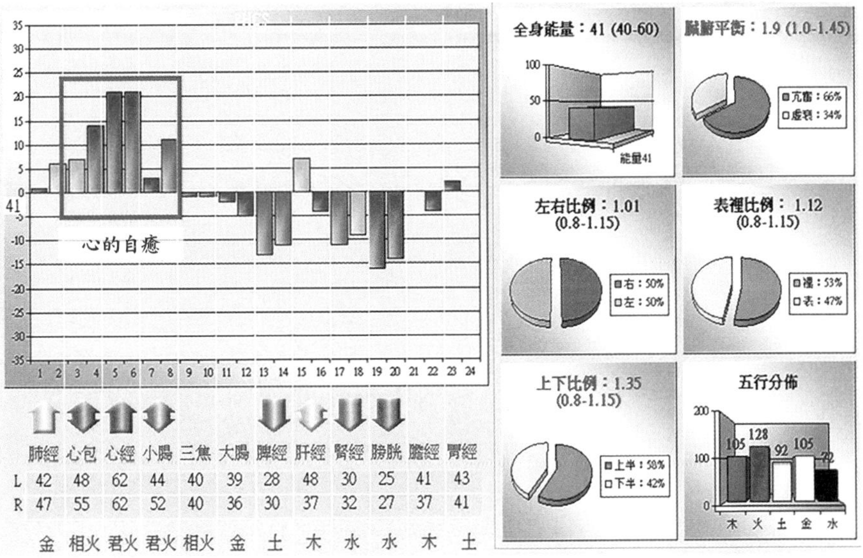

肺熱，是身體為了化開積存在體內的寒氣垃圾，所聚積起來的能量。當身體出現肺熱狀態時，會造成全身燥熱，很容易被認定為「上火」。如果醫師沒有自癒概念，會將肺熱泄除，寒氣無力排泄。等患者再度積聚足夠能量時，身體啟動排寒氣，肺熱會再度出現，醫生再泄之。反覆行之，患者體內寒氣愈積愈多。

正確應對：應該服用加熱身體的食物，如薑湯，讓身體具備更多能量，快速清除寒氣。當寒氣清除後，身體無需排寒氣，就沒必要維持肺熱狀態，肺熱自然消除。

胃火，則是身體積聚能量做為修復胃部潰瘍性損傷所需。這時容易出現口腔潰爛，被認定為「上火」而泄之。由於胃的潰瘍性損傷，是一種滲血性損傷，必須立即修復，很快身體又會啟動胃的自癒，胃火又現。如再用藥，則會形成長期無法改善的症狀。

正確應對：不需要針對胃火做任何治療，只要多休息，讓身體集中能量完成修復。由於胃的損傷多來自於情緒或壓力，應從改善情緒和壓力的方向著手。

❖

每一個人都有一定的性格傾向和特定的生活形態，可以利用經絡儀找出常出現的自**癒活動，明白自己臟腑存在的問題，以及成病原因，調整生活形態，去除那些會創造損傷的行為。**

Chapter 12

制定適合自己的「自癒養生法」

明白了自癒機制的運行規律後，就能制定適合自己的養生方法。「自癒養生法」是一種非常簡單的養生方法，最好配備一套可以量測自癒活動的經絡儀，每天檢測自己的自癒活動。一段時間之後，就能知道自己身體經常修復的是哪些臟腑，以及自己生活中有哪些不當的行為和習慣，不斷在創造新的損傷。

掌握自癒養生兩大方向

方向一：扶正

睡眠是扶正最重要的一環，盡可能晚上十點前入睡，以確保身體有較好的造血機能。大多數睡眠障礙和失眠都源於習慣晚睡，建立早睡的習慣，才能有良好的睡眠品質。有了較好的造血機能和良好的睡眠品質，身體才有機會在下半夜有足夠能量修復臟腑的損傷。

- 白天累了需要適當休息，避免身體進入透支肝火的狀態，才能維持夜間良好的睡眠品質。
- 飲食均衡，確實做到細嚼慢嚥，保持較高的食物吸收率，以確保造血材料的充分供給。同時減少食物殘渣的產生，以及因過多食物殘渣造成的腸胃問題。
- 做好「**早餐吃好（營養充足），午餐吃飽，晚餐吃少**」的養生飲食法。其中**各餐的食量，以吃夠為目標**。（所謂「吃夠」，早餐的量能維持到午餐前。午餐前如果沒有飢餓感，說明早餐吃多了，第二天宜適當減量。晚餐前如果沒有飢餓感，說明午餐吃多了，第二天宜適當減量。晚餐的量要減少到第二天清晨醒來有明顯的飢餓感。）
  - 自然界中的哺乳類，大多數時間處於飢餓狀態，只有偶爾才有機會吃飽。耐飢餓是所有哺乳類生存的必要條件，飢餓具有清空腸胃的功能，也會少了許多問題。
  - 現代人健康教育中的「三餐定時定量」，並不是健康的需要，而是群居時供餐方便。這種飲食方式，形成許多人長期沒有飢餓感覺。飢餓是身體清腸的機會。如果每天清晨有一、兩個小時的飢餓，這樣就有機會清腸，腸胃中的宿便或細菌也有機會大幅減少。

- 正確飲食應該做到「餓了才吃」。前面提到各餐食量控制，是期望同時滿足「餓了才吃」和「三餐定時定量」的方法。

方向二：祛邪

- 每天早晚做橫膈膜運動（詳見附錄〈三焦經的調理〉）。主要目的在疏通三焦經，借助三焦經的疏通，改善膀胱經的堵塞，使經絡中積存的垃圾得以順利排出。
- 經常做適當的經絡按摩或調理，常保經絡的通暢，進而使臟腑處於較佳效能的狀態。

——人體身心靈系統之「心」：心識

「心」可以理解為「心識」，主要是心理方面的問題。在《黃帝內經》中，對於心理方面的理論，談的是情志，也就是俗稱的情緒。和西方醫學不同的是，中醫認為情緒和五臟有密切關係，也就是心理病實際上受到生理的影響。因此，中醫有「心主喜，喜傷心」、「肝主怒，怒傷肝」、「脾主思，思傷脾」、「肺主悲，悲傷肺」、「腎主恐，恐傷腎」的理論，直接包括了喜、怒、思、悲、恐五種情緒。

中國人認為人有七種情緒，包括「喜、怒、憂、思、悲、恐、驚」，其中「憂和思」影響的都是脾，「恐和驚」影響的都是腎。因此，仍然是「喜、怒、思（憂）、悲、恐（驚）」五種情緒。

進一步研究這五種情緒和五臟的關係，雖然五種情緒看起來是同等的關係，但實際上每一種情緒有每一種的特質。例如「肝主怒，怒傷肝」，這是最容易理解的，只要在漢文化下成長的人，都能理解怒傷肝，這是漢文化中的普通常識。深入研究後，會發現怒不是只會傷肝，人的憤怒情緒有許多種不同的表達方式。有些人憤怒會立即發作，有些人則會利用忙碌來讓自己忘記不愉快的事，也有些人是隱忍怒氣。

不同的憤怒表達方式，身體的傷害會出現在不同的器官。立即發作的怒氣，直接傷在肝臟；利用忙碌緩和怒氣，則容易造成便秘，傷害大腸，同時也對肝臟造成損傷；隱忍的怒氣會傷在胃，並且對肝臟造成損傷。

其中隱忍怒氣的人，通常具有追求完美的傾向，遇事往往思考太多，屬於「思傷脾」的人格特質。也就是說，「思傷脾」可能不是「思」（想太多）會傷害脾胃，而是這種性格的人容易用隱忍的方式處理憤怒情緒。這種處理方式，會傷害脾或胃，真正造成傷害的不是「思」的情緒，而是由於思的性格造成容易用隱忍來處理怒氣。真正傷害脾胃的還是怒氣。

「思」存在著另一種傷害的可能。「多思」的人容易因隱忍憤怒造成脾胃的傷害，形成「脾虛」的狀態。「脾虛」容易形成心包積液過多的症狀，當心包積液過多時，人的情緒會因為生理因素造成鬱悶情緒。經常性的心包積液過多，很容易形成憂鬱症。在中醫觀點，生理和心理經常是互相影響的，心包積液過多所造成的鬱悶感，本來就很接近憂鬱的感覺。

產後憂鬱症很可能就是由生理引起的心理疾病。產後的婦女身上存在著傷口，如果休息不夠，傷口不容易好。身上的傷口是由脾臟負責修復的，長時間拖著無法康復，會使身體處於長期發炎狀態，出現中醫脾虛的症狀，這時心包積液過多也會長時間存在，這種生理因素就形成了憂鬱症。可以說產後憂鬱症是典型生理引起的心理疾病。如果不從生理的根本原因著手，而用憂鬱症的藥物從結果著手，是不容易有好的療效。

容易「多思」的人，其實傷身的不是一時的情緒，而是多思形成遇怒時隱忍的性格。情緒的出現都是短暫的，如果形成「性格」，就容易經常重複相同的情緒效應，真正的傷害就形成了。應該說真正傷身的是性格，而不是一兩次的情緒波動。性格是「心識」的本質。

「恐傷腎」、「怒傷肝」、「思傷脾」三者是不同的形式和意義。其中「恐傷腎」，是另一種完全不同層次的問題，需要和醫書中另一句話「腎主先天之氣」放在一起來理解。

古代的中國，孔子講過「子不語怪力亂神」、「不知生，焉知死」，使得靈魂相關的學說成為禁忌，各個朝代都有一個唯一死刑的罪名：「妖言惑眾」。嚴苛的法律環境，使得古代中國的作者寫書必須極為小心，避免自己陷入難以脫罪的困境。許多事不能明說，讀者必須有足夠的「悟性」，才能真正讀懂他們的作品。

腎主先天之氣，「先天之氣」是沒有肉體之前的能量，指的是靈魂。從道家理論的理解，靈魂是一種意識的能量體。這句話的真實意思是「腎主靈魂」，但如果中醫書中出現「靈魂」兩個字，作者可能會因「妖言惑眾」而獲罪。結合「恐傷腎」和「腎主靈魂」，就成了「恐傷靈魂」。驚嚇實際傷害的是靈魂，和其他情緒的傷害完全不同。

驚嚇傷害的是靈魂，靈魂受到的傷害，可能會造成跨越輪迴轉世的影響，就不只是心理或心識方面的問題，而是涉及靈魂的主題了。本書後續會有特定的章節討論這個課題。

怒傷肝、思傷脾、恐傷腎，是五種情緒中常見的三種。雖然三種情緒的傷害，在書上是放在一起的，但實際上是完全不同性質的問題。另外，「喜傷心」和「悲傷肺」比較少見，也和前面的三者不同。由於不常見，就不在這裡討論。

除了以上從情緒和心理著眼的觀點之外，站在輪迴的高度，心還有「心識」的觀點。在身心靈系統中，心識對應的是「靈識」——靈魂的意識。心識是當世的意識和思想，更重要的是性格。可以說性格是心識中很重要的組成。

性格是每個人最重要的特質之一。同一個家庭中不同的孩子有不同的性格，說明性格不完全是教育的結果，有一部分是出生就具備的，也就是說性格存在於生命的基因之中。

在輪迴的世界觀中，出生時靈魂帶來了性格的種子。經過幼年的環境和家庭教育、學校教育，加上成人之後婚姻和工作歷練，性格不斷的被強化或改變。在生命的過程中，靈魂的靈識同步感受著人生過程；死亡後，靈魂則將這一生的性格疊加到過去世形成的習氣中。習氣是靈識中和性格相對應的特質。下一世投胎時，胎兒就帶著靈魂的習氣，成為他新的一生的性格種子。

一個人的性格可能因生命中的困頓、病痛和坎坷的生命歷程而改變。性格改變後，靈魂的習氣也跟著改變。循著這樣的變化邏輯，生命可以說是一個學習的過程，即是佛家所說的「人生如道場」，這種學習的過程常被稱為「修行」。

Chapter 13

臟腑和性格

中醫的生理系統，把人體分為「有經絡的器官」和「沒有經絡的器官」兩大類。經絡是用來調理或治療疾病的通道，有經絡對應的器官，是會生病且需要治療的器官；沒有經絡對應的器官，就不是需要治療或調理的器官。雖然這些沒有經絡對應的器官也會生病，但它的病是有經絡對應的器官造成的，只是有經絡對應的器官出現問題時所反應的表像。

例如眼睛雖然沒有對應的經絡，但是有小腸經和膀胱經通過。從中醫經絡理論，眼睛的疾病主要是小腸經或膀胱經造成的。

中醫的經絡有先後順序（稱為「子午流注」），小腸經在膀胱經的前面，可以理解為眼部的能量供給和小腸經有關。

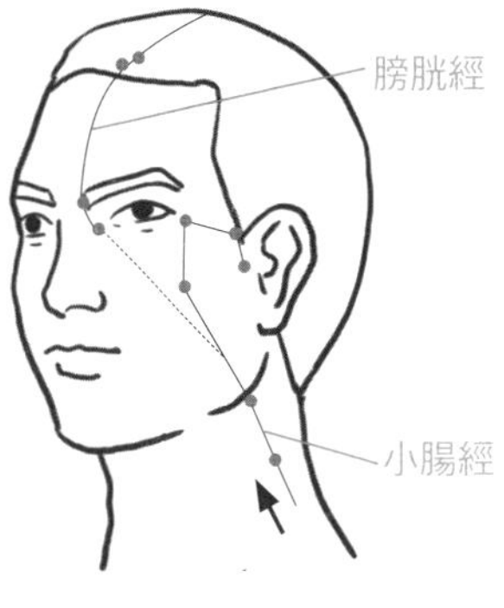

近視眼、老花眼、黃斑部病變、飛蚊症等，這些屬於能量供給不足的疾病，是小腸經造成的影響。而小腸和心臟是互為表裡的一對腑和臟，因此，也可以說是心臟問題造成的影響。

至於**青光眼**，是眼部垃圾排泄受阻造成的結果，和膀胱經的不通暢有關。**白內障**則是小腸經的能量供給不順暢，膀胱經的排泄通道也阻塞的結果。**治療眼睛的疾病，還是要回到和經絡對應的十二個器官。**

人體器官對應十二條經絡

十二條和人體器官對應的經絡，可以分為「臟」和「腑」兩個部分。

臟：是心、肝、脾、肺、腎和心包，六條經絡。

腑：是小腸、膽囊、胃、大腸、膀胱和三焦，六條經絡。

其中臟和腑是互相對應的，心和小腸、肝和膽囊、脾和胃、肺和大腸，腎和膀胱，心包和三焦，一共六對。

中醫的臟是主要器官，內部都有複雜的結構。唯獨「心包」只是一層膜，不能算是臟。因此，中醫只有五臟，腑則是空心的容器。其中「三焦」指的是胸腹腔，還是一個空心的容器。

六對臟腑中，五對都有大家熟知而且明確的器官，只有心包和三焦是大眾比較不熟悉的器官。

心包主「血」，三焦主「氣」

心包對應的是心包膜，是心臟外面一層保護心臟的膜，在心臟和心包之間充滿了心包液，用來防止心臟搏動時和其他組織間產生磨擦。心包液常會過多，造成整個心臟泵血功能下降，影響全身的器官。因此，中醫稱心包主血，也就是心包影響了身體最重要的能量——「血液」的運行。

三焦在書上的說明是把胸腹腔分為上焦、中焦、下焦三個部分。實際上**影響三焦運行最主要的是橫膈膜**。橫膈膜在肺和肋骨的下方，接近胸腹腔的中間部位，身體大多數重要的器官都在附近。由於它在肺的下方，如果太過僵硬，會影響肺的運行，造成呼吸不順暢。因此，中醫認為三焦主氣。

氣和血構成人體的能量。因此，可以說心包和三焦這一對膜，影響了人體的能量運行，和各個器官的關係都是相同的。中醫將之排除在五行（木、火、土、金、水）之外。

人體臟腑的五行屬性

中醫理論將心包和三焦以外十個器官構成的五對臟腑，依其特性分為五行的屬性：

- 肝／膽，屬「木」
- 心／小腸，屬「火」
- 脾／胃，屬「土」
- 肺／大腸，屬「金」
- 腎／膀胱，屬「水」

同一對臟和腑的經絡是緊鄰在一起的。例如，心經在手心面的小指，小腸經在小指的手背面；肺經在手心面的拇指，大腸經在食指的手背面，雖然在不同的手指，但是手臂上則分佈在手心和手背相近的位置（請參閱七十四頁「十二經絡分佈圖」）。扎針時，扎在肺經和大腸經等高的穴位，針尖幾乎在相同的位置。因此，肺和大腸的變化是同步的。感冒時是肺的排寒，這時大腸的排便就開始不順了；當大便變順暢時，就到了感冒的尾聲，開始流鼻水了。

中醫這種臟腑概念的系統觀，身體所有器官都有明確的相互關係，是一個整體的系統。其相互關係，利用五行的相生和相剋，就能清楚描述。

Chapter 14

反自癒的心理損傷

在研究生理損傷時，從經絡檢測中可以清楚觀察到人體的自癒活動。在人體的設計上，只要生理上出現損傷，身體就會利用自癒能力加以修復。

但是在人體心理上的損傷，就完全不一樣了。

中醫的情志理論存在「怒傷肝，肝傷了，更易怒」的邏輯。主要是憤怒會產生「肝膽濁氣」，憤怒的中文口語就成了「生氣」。嚴格說來，生氣是中醫的名詞，而肝膽濁氣的口語化說法是「情緒垃圾」。

情緒是是無形且抽象的事物，但情緒垃圾卻是非常具體的物質。情緒垃圾會堆積在肝膽的經絡中，循著經絡，從膀胱經的肝腧穴和膽腧穴，流入膀胱經。不知什麼原因，只會流入左右膀胱經中的一側。當膀胱經的肝膽濁氣堆多了，就會往下流動，積在後腰（如左頁圖），而且只堆在一側，形成左右不均衡的現象。

中國人有「氣到吐血」的說法，雖然很少有人真的吐血，但氣到肝出血的可能不少。肝出血又沒吐出去，就會在肝裡面形成血管瘤。在檢查一個人的健康狀況時，我會用手摸受測者的後腰兩側，如果兩側的厚度相差超過兩公分，很可能存在著血管瘤，會建議受測者做肝臟超音波檢查。通常受測者聽到建議，就會說他確實有這個問題。

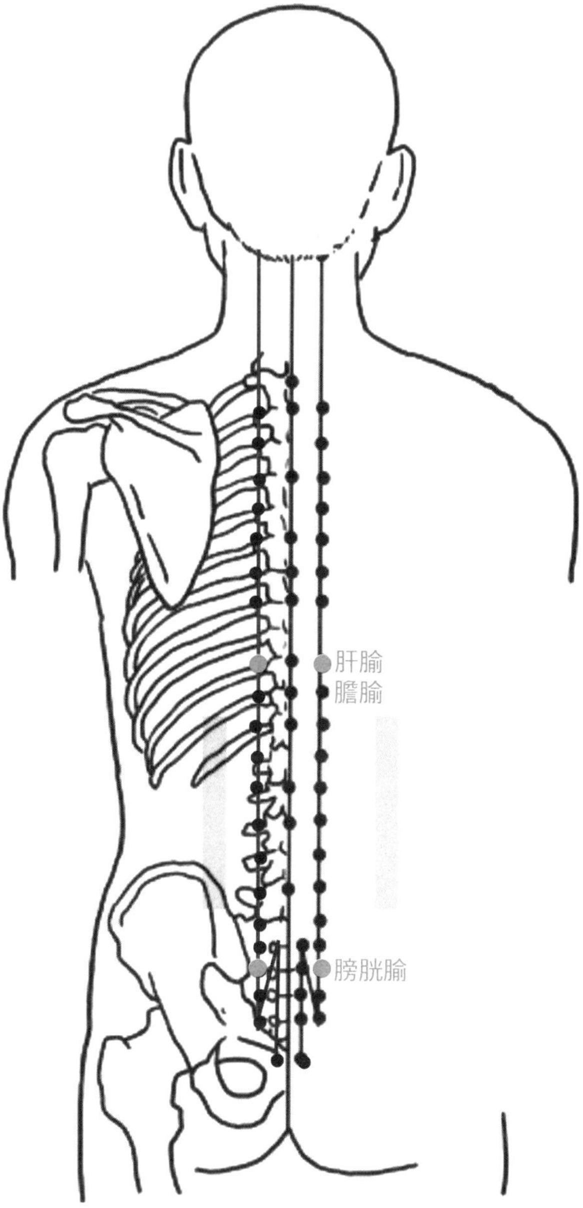

舊瘤未除，就別再造新瘤了

每個肝有血管瘤的人都想把它去除。但是，血管瘤的存在，短期間對健康不會有太大影響，在自癒的優先順序中，排在非常後面，只有在身體修復大多數的損傷後，行有餘力才會處理這些血管瘤。因此，我給這些有血管瘤朋友的建議是：不要再創造出新的血管瘤。

從中醫觀點，**每一個血管瘤，都是一次大怒造成的**。大怒的傷害，和怒氣的大小以及生氣的時間長短有關。**怒氣愈大，或氣得愈久，傷害愈大**。

人和動物，對憤怒處理方式不同。動物的怒氣，主要源自於別的動物侵犯了牠的領地，憤怒的對象都是家庭以外的動物。但是人類的怒氣通常是對在意的人，愈是在意的人，愈容易讓人生氣。因此，生氣的對象主要是家人。

而且人類經常生氣的對象很少，多數不超過五個人；生氣的事情也很少大事，多半都是一些很小的事情。

小事不容易真的大怒，大怒的出現主要是忍下了許多次的小怒，堆積大量小怒才會形成大怒。所以，我建議常生氣的朋友不要忍小怒，有事就說出來，或發發小脾氣，這樣就能避免形成大怒，再創造新的血管瘤。

生悶氣，最傷身

隱忍的怒氣，容易氣很長時間，這是另一種創造血管瘤的原因。多數有追求完美性格的人，都有隱忍怒氣的習慣。

比較糟糕的是，他們都以為只要隱忍著，沒有發作就不會傷害身體。實際情形是：由於習慣性隱忍怒氣，導致他們整天都在生悶氣的狀況，而且長期如此，最終都習慣了自己憤怒的情緒，生氣而不自知，還自以為脾氣很好，很少發脾氣。

《聖經》裡面有句話：「憤怒不能過夜」，這是非常正確的。給所有常和家人生氣的朋友一個忠告：**家中的怒氣，最好天黑就要結束，不要過夜**。家中無論任何人因怒氣造成的傷害，都是所有人需要共同承擔的後果。

「反自癒機制」的人生啟示

每一次的憤怒都會在體內留下肝膽濁氣，身體裡堆積的肝膽濁氣愈多，憤怒的情緒慣性愈大，愈容易發怒。這就是「怒傷肝，肝傷了，更易怒」的原因。

人體在生理上的損傷存在著自癒的機制，如果情緒上的損傷也存在著自癒，就應該是「怒傷肝，肝傷了，脾氣更好」，這樣身體才能逐漸修復怒氣造成的損傷。實際情形卻是「怒傷肝，肝傷了，更易怒」，**情緒上的損傷不但沒有自癒的機制，反而存在著「反自癒」的現象。**

也就是說，隨著肝膽濁氣的不斷增加，憤怒情緒慣性愈大，愈來愈易怒，怒氣的傷害不斷擴大，最終形成嚴重的疾病。例如各種癌症多半和怒氣有關，都是積累了大量怒氣的情緒垃圾造成的結果。

倘若人體存在著設計者，祂能夠在生理上加入自癒機制，相信同樣有能力在情緒上加上自癒機制。實際上，祂卻加上了**「反自癒機制」，透露著生命存在的真正意義，在於修行。**如果發怒的人，不知改變自己，怒氣將愈來愈大，最終形成疾病。

只有自己改變，不斷減少發怒，才能遠離疾病。

Chapter 15

憤怒情緒的解析

在我們的觀察和研究中，發現**真正會對人體造成傷害的，主要是憤怒的情緒**。從中醫觀點，不同性格的人，有不同的憤怒情緒處理形式，傷害不同的器官。

下圖是中醫常用的五行生剋圖，其中「生」是正能量的影響，「剋」是負能量的影響。「生」的影響有一種方便記憶的方法，就是建立五種特質之間的關係。從心開始說明：心屬火，火燃燒後會成灰，灰是土的一種，是為「火生土」；金礦是從土中挖出來的，是為「土生金」；金屬加溫後會化成液態，是為「金生水」；水中能長出植物，是為「水生木」；木很容易燃燒，是為「木生火」。

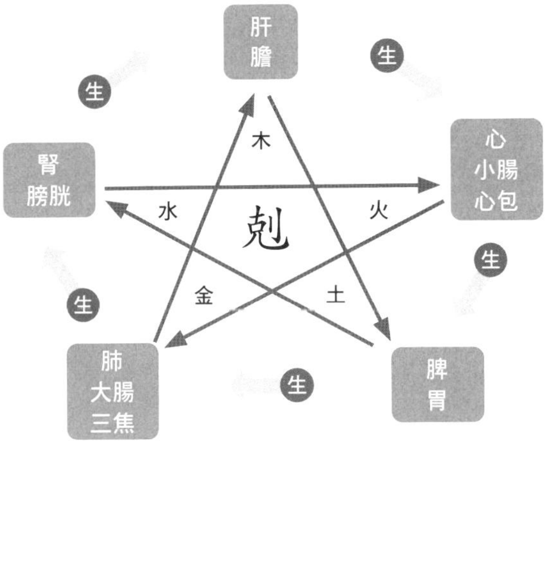

前面的相生，在圖中是相鄰的兩個元素，相剋則是隔一個元素。同樣的，記憶方式從心開始說明：心屬火，火燃燒金，能熔化金，是為「火剋金」；金屬的劍能切削木頭，是為「金剋木」；木頭柱子能打入土中，是為「木剋土」；河水是用土堤阻擋，是為「土剋水」；水能滅火，是為「水剋火」。

接下來，我們就利用這個五行生剋圖，解釋各種不同形式的怒氣情緒處理，會在不同臟腑造成的傷害。

一張圖解析怒氣的傷害

首先，中國的道家認為「心藏識」，也就是「心是意識的源頭」，是各種情緒的起點，怒氣也起源於心。由於**怒氣是一種負能量，走相剋的途徑**，從心發出的怒氣負能量，會轉到肺。如圖一。

怒氣轉到肺時，有三種可能的變化：

❶第一種是當人體氣血能量狀況良好。由於肺沒有能力承受怒氣的負能量，在非必要時，不會讓肺承受怒氣的傷害，會立刻循相剋的途徑，將怒氣的負能量轉到肝。肝是五臟中再生能力最好的器官，具備承受怒氣傷害的能力。

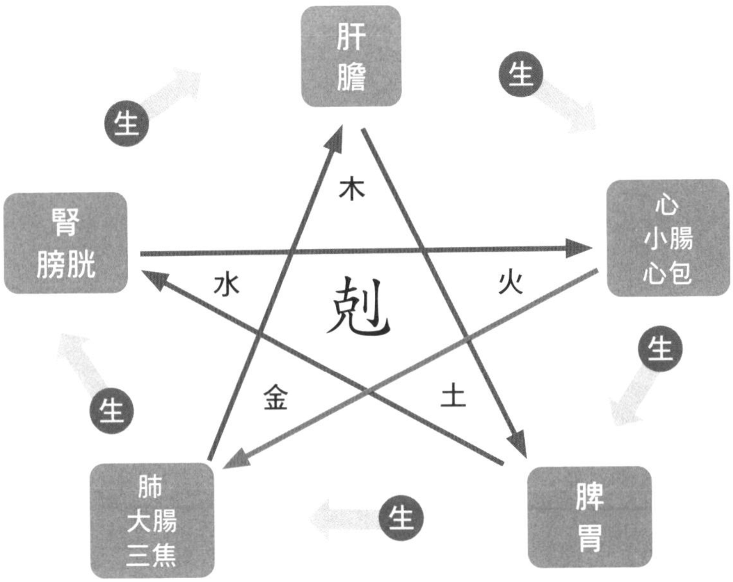

圖一：心是所有情緒的起點。憤怒的負能量走相剋路徑，負能量從心傳到肺。

第二種情形是具有逃避型性格的人不想面對這種怒氣情緒，利用忙碌的工作轉移自己的注意力。

但怒氣並沒有因為不發作就消失，而隱藏在大腸的經絡中。肺和大腸是一對臟腑互為表裡，從中醫概念是同一組器官，具有互為替代或承受的機能。這種情形容易形成便秘，如果是女性，則可能會藏於子宮。

積存的怒氣，會形成一種情緒垃圾，當一個人的情緒垃圾無法順利排出時，生理垃圾也就排不出去，就形成了便秘和子宮肌瘤的症狀。

第三種是身體非常虛弱的老人或重病患者，身體沒有能量將怒氣的負能量從肺轉移到肝，只能由肺承受。

這時可能會出現肺積水，或更嚴重的會

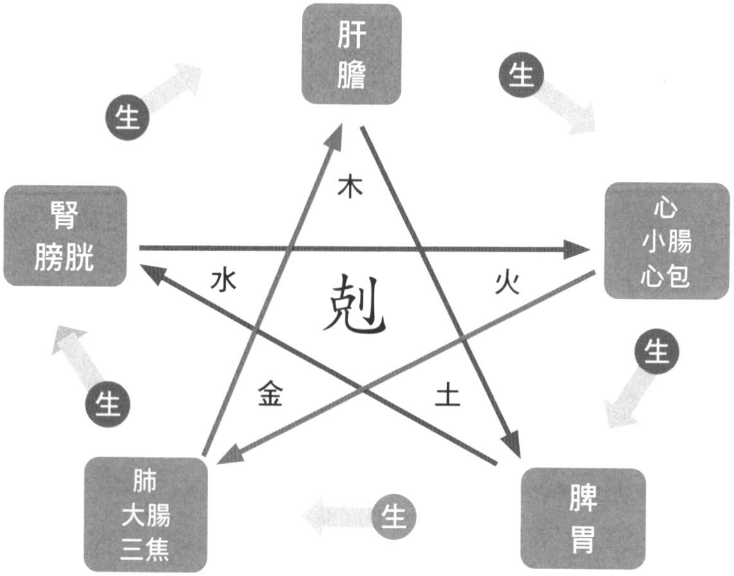

圖二：肺無法承受憤怒的能量，正常情形會直接將憤怒能量轉到肝。

造成死亡。某些重病患者，一生氣很快就走了，可能都是這種情形。

❖

如果沒有能量不足的問題，怒氣的負能量會直接轉到肝。如圖二。這時候有兩種發展狀況：

第一種是怒氣發作，直接由肝承受。

如果怒氣很小，通常不會造成肝的傷害；如果是大怒或者氣很長時間，怒氣會在肝裡造成傷害。常見的傷害是在肝裡留下血管瘤。

前面提過，中國人雖然有「氣到吐血」的說法，實際上氣到吐血的少，氣到肝出血倒是有可能，肝出血沒有排出去，留下來就成了血管瘤。只要身體不是很虛弱，這種血管瘤不會有太大問題，所以在自癒優先順序

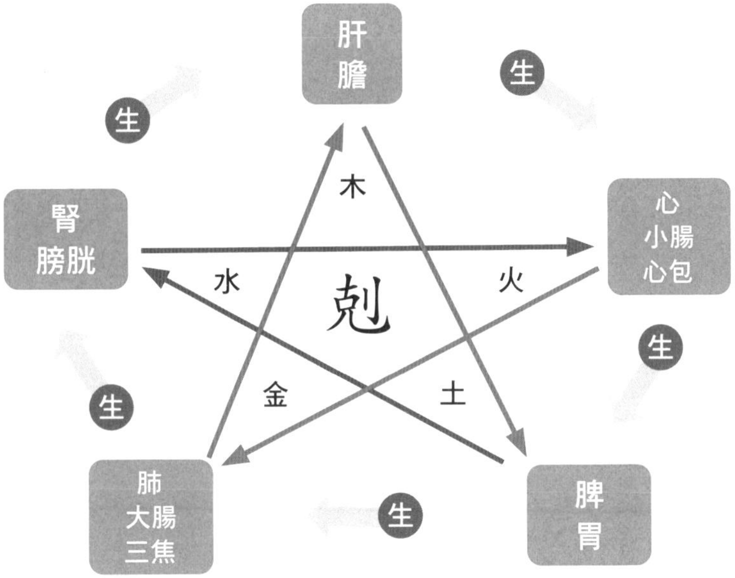

圖三：發作的能量直接由肝承受，隱忍的怒氣則會再轉到脾胃承受。

中排在後面，身體需要先處理對生命更有危害的損傷。等大多數問題都清理好了，才會清理肝裡的血管瘤。因此，當體檢發現肝裡存有血管瘤時，需要想的不是如何清除，而是不要再產生新的血管瘤。

怒氣的傷害程度和怒氣大小以及生氣的時間長短有關，時間愈長，傷害愈大。生氣對象大部分是親密的家人。在明白怒氣的傷害之後，應該在家人間建立正確的溝通方式，有小事就溝通或小吵。這種小吵不容易傷到肝。只有溝通少，怒氣不斷累積，最終以大怒形式出現，才會造成損傷。另外，家中要建立怒氣不過夜的規則，先生氣的先道歉，這樣才能減少肝的傷害。

怒氣轉到肝之後的第二種情形是隱忍怒氣，沒有發作，但實際上卻生著悶氣。這時怒氣的負能量就會再往下一個臟腑轉移——轉到脾胃。如圖三。

怒氣轉到脾胃，會有多種不同的變化：

⓵第一種變化是氣血充足的年輕人，可能會由脾來承受怒氣的傷害。這時的反應很像動物在攻擊其他動物之前的狀況。

動物在攻擊其他動物之前，會出現發怒的狀況，這時實際上是在為接下來的攻擊做準備。由於攻擊時難免會受傷，身體會先準備大量白血球，以便應付接下來可能出現的受傷。

同樣機制會出現在氣血較高的年輕人。生悶氣或面對極大的壓力時，身體就開始生產大量白血球，嚴重時可能形成白血球過多症，或類似的其他症狀。畢竟短期內要生產大量白血球，沒有充足的氣血能量是做不到的。

⓶第二種則是對應氣血不足的人。如果氣血不足，無法在短期間生產大量白血球，則由胃來承受，就形成胃的潰瘍性損傷，輕則成為淺表性胃炎，重則形成胃潰瘍或胃出血。如果長期累積這類損傷，可能形成胃癌。

⓷第三種情況是如果出現在女性，則視壓力來源或悶氣對象而定。和感情無關的悶氣或壓力，會如同男性一般由胃來承受；生性伴侶的悶氣，或來自於感情的壓力，則會

反應在乳房，可能形成乳腺增生或乳癌。從中醫觀點，乳房是胃經（循行路線請參閱七十四頁「十二經絡分佈圖」）通過的部位，是廣義胃的一部分。乳頭的部位是胃經的乳中穴。

在這節提到的白血球過多、胃癌、乳癌等嚴重疾病，目前都被當成生理疾病處理。其實這些病都是心理疾病，應該從心理及環境來調理。

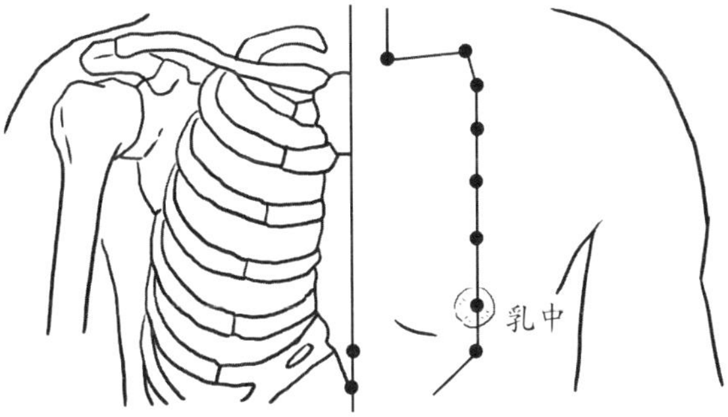

——人體身心靈系統之「靈」：靈魂

「靈魂」的概念，漢文化和西方最大的不同有兩個部分：一、漢文化認為靈魂是不滅的，人死後，靈魂會進入輪迴，重新投胎回到這個世界。可以說沒有真正意義的死亡。二、漢文化認知的靈魂是由魂和魄整合而成。每個人都有三個魂和七個魄，合稱「三魂七魄」，這是一種靈魂可以分割的概念，是漢文化對於靈魂非常特別的概念。

道家的靈魂概念，三魂七魄和五臟五腑是相對應的。三魂指的是「心魂、肝魂、肺魂」，屬陽。其中「心藏識」、「肝藏神」、「肺主能量」。在中醫理論中，肺主管水分分佈到全身的機能，同時也主管著呼吸空氣。

在中國晉朝出版的《葬書》中，對於「氣場」的描述，認為「氣乘風則散，界水則止」。在我們研究氣場能量的過程中，實驗證實一千多年前這本古書對於氣場的理解是正確的。我們曾經努力嘗試用現代物理檢測手段量測氣場能量，但一直沒有成功。不過雖然量測上有困難，用手卻可以明確感知其存在。因此，我們猜測氣場能量可能不存在於我們肉體所在的空間，而是存在於靈魂所在的另一度空間。

風和水是我們這度空間的實物，但它們對於靈魂那度空間也有影響，說明風和水可能同時存在於這兩個空間中，並且可能和靈魂的能量有關。因此，道家認為肺的魂或魄，也是靈魂存在的必要器官。

《太乙金華宗旨》是道家非常重要的經典著作，西方心理學大師榮格曾經熟讀這本經典，並將之翻譯成德文，後來再譯成中文，書名為《金花的秘密》。榮格提出的意識和潛意識，即源自於這本書的影響。這本書標示的作者是呂洞賓，但書出版於明末清初，和呂洞賓存在的年代不符，學者猜測可能是呂的後人或徒孫所寫。呂洞賓，道號純陽子，其道號透露了他修仙道法的概念。三魂屬陽，「純陽」則是他只有三魂（魂屬陽，魄屬陰），沒有七魄。七魄包括「脾魄、腎魄、大腸魄、小腸魄、胃魄、膽魄、膀胱魄」，魄所對應器官都是肉體所需要的，對靈魂則可有可無。有則能再投胎為人，沒有則無法投胎，就達到道家修仙後不再入輪迴的目的。魄和粕同音，有「糟粕」的意思，是道家某一學派修仙時要去掉的部分。純陽真人，說明他只留下三魂，沒有了七魄，因而成了仙。

漢文化的身心靈系統結構很像電腦的結構，是非常工程化的概念。人體的靈魂就像電腦的作業系統（OS, Operating System），肉體就像電腦的硬體，心識則像電腦的應用軟體。相同的作業系統和硬體結構，學習了不同的知識和技能，就成為不同能力的人。

但是人體的生成和電腦不同。電腦是先有硬體結構，再加入作業系統。作業系統需要依據硬體結構來設計。人體則是先有靈魂，也就是作業系統。肉體是依據靈魂生長的。用醫學的說法，是依據基因生長的。從漢文化靈魂的概念，基因是靈魂的機器碼，就像電腦最底層的數位二元碼。基因記錄著累生累世靈魂的業力。

中醫的十二條經絡所構成五組臟腑，是人體的系統主要組成。這樣的定義是西醫至今無法做出來的。中醫卻在兩千五百年前的《黃帝內經》中就清楚寫著：五組臟腑對應的十個器官（心、肝、脾、肺、腎；小腸、膽囊、胃、大腸、膀胱），在靈體上都各別存在著實體，其位置和肉體的實體在不同空間中的相同位置。這些臟腑的靈體，提供肉體臟腑的部分能量，同時調控著臟腑的運行。

中醫所說的「氣血」，「氣」指的是靈魂的能量，「血」則是肉體的能量。另外，每一個臟腑也存在著「氣血」的概念，肉體的臟腑器官本體是「血」的部分，靈魂臟腑的器官則是「氣」的部分。中文的「失魂落魄」，是缺少了部分魂魄。少了魂魄的臟腑，就成了「有血無氣」的狀態，未來這個臟腑必定會出現嚴重疾病。也就是說，靈魂的問題也可能造成人體嚴重的疾病。

這樣的結構，可以合理解釋許多人體的現象。例如，靈魂的臟腑，有為肉體器官定位的功能。醫生進行腸胃手術後，腸子是塞進腹腔而已，不可能回復到原有的位置。這時就需要靈魂用魂魄的位置將之調回原來的地方，讓腸子的肉體和靈體位置能完全契合，才能有最好的運行效率。在這種調整的過程，人體可能會有腸胃翻騰的不適，有點像孕婦懷孕前的害喜症狀。

孕婦害喜時，胎兒成長的空間必須先行調整出來。應該也是靈魂先把靈魂臟腑調成可移動狀態，然後胎兒在成長過程中，肉體才能隨著胎兒的成長挪出適當空間。

這種定位方式，和電腦工程師在撰寫低階的組合語言（Assembly）程式時，程式中每一個元素的定位方式很類似。程式設計師在寫一個運算程式時，必須將硬體上某一個位址的數據，和另一個位址的數據運算，然後再把運算結果放到另一個位址。軟硬體必須完全契合才能運行。

❖

最後，談到「多世輪迴的生命觀」。

儒、釋、道，是影響漢文化最重要的三種哲學觀。其中，釋和道可以說屬於宗教或接近於宗教的哲學觀，無論釋和道，都有近似的輪迴生命觀，在中文語言中也存在著許多輪迴的話語。因此，漢文化的身心靈系統是一個多世輪迴生命觀的系統。

多世輪迴的生命觀，有幾個基本的概念：

- 靈魂是不滅的。
- 生命的存在是為了修行。
- 靈魂也存在著創造疾病的原因。

由於靈魂不滅，可以透過不斷輪迴來提升自己的素質，也因此顯現出生命的存在是為了修行，而修行的目的在於從本質上提升靈魂的素質，即佛家「人生如道場」的概念。

在研究人體自癒的過程中，發現當人體的生理出現損傷時，只要條件許可，身體會啟動自癒活動修復損傷；但是當心理出現損傷時，就完全和生理相反。例如「怒傷肝」，肝受了傷後，人會更容易發怒，身體不但不會啟動自癒，還會使狀況更差，讓人的脾氣愈來愈壞，直到蟠然醒悟，做較大的改變，才能從惡性循環中解脫出來。

這種生理和心理自癒機制完全相反的設計，隱含了生命存在的意義。心理上的問題，用相反的機制，主要在利用疾病逼著人們改變。從這個觀點，疾病是修行中非常重要的一個工具，而生命存在的意義可能就是修行。所謂修行，主要在去除偏離中道太遠的習氣。

如果生命的意義在於修行，那麼生命中出現的各種人和事，都是配合這堂生命功課存在的必要教具或教材。至於其中出現的是哪一個人，其實根本不重要。這些人和事，主要在激發出自己的反應，從自己的反應中，才能觀察到自己習氣上可能存在的問題，以及需要修正學習的方向。

就像生理和心理都可能存在創造疾病的原因，同樣的，靈魂也存在著創造疾病的原因。有些疾病的原因，可能是前世或更早的前世某些事件所創造的。現代心理學中許多恐懼症，可能也都和前世的某些事件有關。這些都是靈魂因素所創造的疾病原因。

Chapter 16

性格和習氣

身心靈中的「心」，指的是當世的「心識」，「性格」是心識最重要組成之一。「靈」則指的是「累世心識」積累而成的「靈識」，相對於心識的「性格」，在靈識中存在著「習氣」。

性格的形成，源自於靈魂的習氣。人出生到這個世界，帶來了靈魂的習氣，是成長後性格的雛形。經過後天生活、教育和經歷的影響，最終形成生命中的性格。

同一個家庭中的兄、弟、姊、妹，雖然在相同的家庭環境長大，每一個人卻可能出現完全不同的性格。主要是出生時，每一個孩子來自不同的靈魂，帶來不同靈魂的習氣形成的。

而相對於心識的性格，**習氣是靈魂的本質，是累世性格積累形成的**。也就是性格和習氣，具有互相影響的緊密關係，兩者是密不可分的。可以說，心識中的「性格」和靈識中的「習氣」是互為因果，看起來像兩個不同的東西，實際上卻是同一個東西。

心識是出生時從靈識分化出來的一個種子，經過了一世生命的歷練成長後，心識也許有些變化，也許完全沒有變化。在生命結束之後，最終心識的狀態又融合進了靈識，形成靈魂的習氣。因此，**習氣是靈魂經過一世一世的學習和歷練，不斷修行改善的最終成果**。

經過這些解析，西方的身、心、靈三個系統，到了東方，加上輪迴的概念和影響，就成了「身」和「心靈」兩個系統。

千年病

在輪迴的身心靈系統中，當世的心識和累世積累而成的靈識，是互為因果的存在。**人的性格是心識中最重要的內含，每個人出生時就存在著性格**。同一個家庭中的兄弟姊妹，很少會有完全相同性格的兩個人，反而人人不同性格的可能性更大，這就說明性格是每個人天生就不同的。

除了天生的因素之外，後天環境也會不斷地影響性格的發展。大多數人的性格傾向不太會改變，而會隨著年齡增長，性格特徵愈來愈強烈。依著輪迴的身心靈概念，人死了，性格消失。人活著時，靈魂和心識是一直同時存在著，靈魂對於心識的各種感受也都是同時承受的。因而人死之後，心識就留在了靈識之中。**人的性格，到了靈魂就成了習氣。**

初次誕生的靈魂本來如一片白紙，沒有什麼特定的習氣。隨著一世一世的輪迴，每一世的性格烙印到了靈魂，逐漸形成了習氣。再隨著每一世性格的積累，習氣的特徵就愈來愈重。每一世的出生，總是帶著靈魂的習氣，成為出生時的性格。

同一個家庭的不同兄弟姊妹，都有不同的靈魂，自然有不同的累世生命和記憶，也就形成了各自不同的性格。雖然在出生後相同的家庭環境，會有一段類似的教育過程，形成一部分近似的行為習慣，但是基本的性格仍然是人人不同。

性格沒有好或壞之分，只要不過於偏執即可。但是隨著轉世輪迴次數的增加，性格一世一世變化不大，性格特徵會愈來愈強烈，也會逐漸往偏執發展。特別是那些能夠創造事業成功的特質，追求完美即是成功的主要特質，會被認為是優良的特質，而被不斷的強化。**大多數的癌症都和追求完美的特質有關。**

因此，當這一世因追求完美得了胃癌，下一世追求完美的性格更為強烈，可能更年輕就得了胃癌。如果能夠透過前世催眠回溯癌症患者的前世，可能會發現他的癌症病史超過數千年。**如果不努力改變性格，可能還會再病個幾千年，這才是最可怕的真相。**這種性格造成的疾病，是無處可逃的千年病。

性格與疾病密切相關

「追求完美」是最常見的人格特質。幾乎大多數成功的人士都有一定程度「追求完美」的特質，甚至可以說沒有這個特質，想要成功的機會可能很小，因此東方國家的教育體系都有強烈鼓勵追求完美的傾向。

研究慢性病多年，有機會觀察各種慢性病患者的性格特徵，發現有一些患有相同疾病的人有類似性格特徵。

例如，患有「胃潰瘍」的病人，多數有追求完美的性格；有「胃癌」病史的病人，別人對他的不好，多數會記很久；「痛風」的病人容易吹毛求疵，同時總認為周圍的人都沒有自己做得好。

Chapter 17

道家經典中的「三魂七魄」

「三魂七魄」是漢人所熟知的成語，可是多數人都以為只是對靈魂的形容詞，其實每一個字都是有意義的。

我們從道家的經典中知道，人有三個魂和七個魄，但是查遍道家的經典，對三魂七魄的描述非常有限，主要是《雲笈七籤．魂神．說魂魄》（卷之五十四）中對三魂七魄有較詳細的解釋：

夫三魂者，第一魂胎光，屬之於天，常欲得人清淨，欲與生人，延益壽筭，絕穢亂之想，久居人身中，則生道備矣；第二魂爽靈，屬之於五行，常欲人機謀萬物，搖役百神，多生禍福災衰刑害之事；第三魂幽精，屬之於地，常欲人好色、嗜欲，穢亂昏暗，耽著睡眠。

文中所說三魂，從靈魂觀點來看，第一魂「胎光」屬於生命之魂，第二魂「爽靈」屬於智慧之魂，第三魂「幽精」屬於慾望之魂，都是非常抽象的說明。

道家經典對於七魄的描述更少，同樣在《雲笈七籤．魂神．說魂魄》（卷之五十四）有如下的說明：

其第一魄名屍狗，其第二魄名伏矢，其第三魄名雀陰，其第四魄名吞賊，其第五魄名非毒，其第六魄名除穢，其第七魄名臭肺。此皆七魄之名也，身中之濁鬼也。

從這些說明實在無法看出三魂七魄是什麼，但是在道家另一本重要書籍《太乙金華宗旨》，卻有更明確的說明。

◆《太乙金華宗旨》三魂七魄和五臟五腑的關聯理論

在《太乙金華宗旨》第二章〈元神、識神〉中有下列的內容：

凡人投胎時，元神居方寸，而識神則居下心。

從這段文字，可以理解其認為「識藏於心」。

下面血肉心，形如大桃，有肺以覆翼之，肝佐之，大小腸承之，假如一日不食，心上便大不自在，至聞驚而跳，聞怒而悶，見死亡則悲，見美色則眩，頭上天心何嘗微微些動也。……惟有魂，神之所藏也。魂晝寓於目，夜舍於肝，寓目而視，舍肝而夢，夢者神遊也，九天九地，剎那歷遍。覺則冥冥焉，淵淵焉，拘於形也，即拘於魄也。

這段文字說明「肝藏魂」，而且「魂受到形體和魄的拘束」。

古人出世法，煉盡陰滓，以返純乾，不過消魄全魂耳。

這段文字說明了道家修仙方法中的主要概念，在於透過修煉，「去除魄，留下魂」。可以說，魂魄中的「魄」，和糟粕中的「粕」，同音也同義，實際上魄是修仙過程中要去除的標的。

一靈真性，既落乾宮，便分魂魄。魂在天心，陽也，輕清之照也，此自太虛得來，與元始同形。魄陰也，沉濁之氣也，附於有形之凡心。魂好生，魄望死。一切好色動氣皆魄之所為，即識神也。死後享血食，活則大苦，陰返陰也。物以類聚也，學人煉盡陰魄，即為純陽也。

這段文字，更進一步明確說明了修仙要「煉盡陰魄」，保留屬陽的魂，成為純陽之體，就不用再入輪迴而成了仙人。

《太乙金華宗旨》掛名作者是呂洞賓（此書出版於明末清初，而呂洞賓生於唐朝，故有學者猜測是其門徒或後人所著），呂洞賓為八仙之一，道號「純陽子」，書中的修仙理論也與其「純陽」字號相符。

從這幾段文字理解到「心藏識」和「肝藏魂」，說明**心和肝是三魂中的兩魂**，而三魂七魄和肉體的「五臟五腑」是相對應的。

氣場能量與第三個魂

「氣乘風則散，界水則止。」這句話出自東晉郭璞所寫的《葬書》。郭璞對於氣的描述，在我們研究氣場能量時，曾經在實驗中證實是正確的。氣場能量是靈魂的能量，和靈魂在相同的空間，不存在我們肉體所在這個空間。而氣會受到風和水的影響，說明風和水存在於我們肉體跟靈魂的兩個空間之中。在中醫理論，肺是佈水的臟，也是呼吸空氣（風）的臟。風、水和靈魂的能量有密切關係。因此，**第三個魂應該是肺魂**。

從《太乙金華宗旨》的觀點，魄是肉體才需要的。五臟五腑中，除去了心、肝、肺三個魂之外，剩下的七個臟腑是脾、腎、大腸、小腸、膽囊、胃和膀胱，這七個臟腑應該就是七魄對應的臟腑，是肉體存在必要的器官，如果只有靈體的仙人是不需要的。所以，在修仙過程中，將魂魄中的魄去除，就不需要入輪迴再有一個肉體了。

三魂七魄總數為十，正好和五個臟及五個腑相對應。其中三魂為「心魂」、「肝魂」、「肺魂」，七魄則為「脾魄」、「腎魄」、「大腸魄」、「小腸魄」、「膽魄」、「胃魄」和「膀胱魄」。

Chapter 18

靈魂可以分割

三魂七魄還有一個意義，即是魂魄是可以分割的，而且魂魄可分割的數量可能遠大於十。

「失魂落魄」是一句漢文化的成語，實際上是真的會發生的事情。有許多情形會使部分魂魄離開人體，形成失魂落魄的現象，而**長期失魂落魄最終會造成肉體上的疾病**。

在西方近代許多瀕死的研究（NDE，Near-Death Experience），都有描述靈魂在瀕臨死亡時的感覺和幻象。那種死亡前的靈魂離體，是整個靈魂離開了人體，然後有些人會感覺進入一個光的世界，自己也成為光的一部分。

靈魂實際上是一種意識的能量體，可以聚合，也可以分割。三魂七魄也闡述了靈魂可分割的特性，而且靈魂甚至可以分割成無數個部分，很像一片雲或一杯水可以被無限分割的情形。

如果一個人非常留戀某一件事物，當他死亡離開時，靈魂的一部分魂魄很可能就留連在那件事物的附近，久久不能離開，有時甚至會停留數百年之久。三魂七魄提供了一個靈魂可以切割的概念，這裡提到的「一部分魂魄」，可能只是這個人的一小部分「殘魂」，有可能不到一個「魂」或「魄」。

這個人的主要魂魄可能早就投胎成另一個人了（甚至可能都過了好幾世，做過好幾個「人」了），但他的殘魂還停留在某一世住過的老房子，在那裡鬧鬼。小部分的靈魂離體，不一定會對健康造成明顯的影響。而**那些留下來的魂魄，並不會實際傷害他人，但是會使該地的能量場受到影響，間接的傷害了附近的人**。

◆ 靈魂可能創造的疾病

最嚴重的失魂落魄，是三魂和七魄分離，成為兩個部分。這種情形主要由於言行不一，或所從事職業會造成許多人重大的傷害，才會發生魂魄分離的狀況。

魂魄分離狀況最常出現在傳教士、教師和醫生這三種職業。因為他們的職業是服務人群，協助人們學習或解決問題，影響面比較廣，所創造的傷害，形成負面的業力也可能比較大。

當一個人言行錯誤時，他的肉體和心識可能不知道自己傷害了別人，但他的靈魂卻很清楚而且恐懼那些業力的後續影響，因而出現魂魄分離的狀態。一旦出現這種情形，在人間很難修復其靈魂，必須死後才有機會修復。

傳教士原本是擔任人和神的溝通工作，也就是原始的傳教士必須真正具備和神溝通的能力。但是，當教會將通靈能力視為禁忌，以人為思考模式建立了教士養成體系，具備和神溝通能力已不再是傳教士的基本能力，禱告也逐漸流於形式。

某些傳教士還從事幫助信徒指點迷津的工作，原始做法是信徒透過傳教士和神溝通的一種方便法門，是一種非常好的模式，但由於傳教士失去直接和神溝通的能力，迫使他們必須用自己對人生世界的理解來告慰信徒的心靈。

在這些溝通中，信徒的言語可能不精確，也可能在說謊，傳教士並不清楚。如果他當下具有和神溝通的能力，可能直接呈現在他腦中的是真實狀況。但沒這能力時，就很容易為信徒的言語所矇騙，給予信徒的答覆有些是正確的，有些是錯誤的。

這種對錯，傳教士本人並不清楚，但他的靈魂非常明白，會不斷的自責，且經常處於恐懼之中。如果因而造成某些人的傷害，則其業力必須由傳教士來承擔。**業力累積到一定程度，就造成魂魄分離的結果**。類似的情形也會造成醫生和教師的傷害。

這種魂魄的分離，是靈魂的一種傷殘，靈魂也會有傷殘是大多數人難以想像的，但是這種情形確實會發生。

從靈魂的觀點看來，地獄實際上是靈魂的維修廠，這種魂魄分離的問題，只有在那裡能夠得到修復。**少數魂魄的分離，是可以透過特殊的靈魂治療手段加以修復，但必須有極佳的機緣，才可能遇上有能力幫助治療的靈療師。**

靈魂出竅與魂不守舍

「魂不守舍」和「靈魂出竅」也是漢人常用的成語，是實際會發生的事。

有時人體會有靈魂離體的現象（也就是漢人說的靈魂出竅），如果靈魂離開身體太久，由於腎主先天之氣，「腎氣」指的是靈魂的能量，腎氣不足會造成黑眼圈的症狀。一般來說，睡眠不足是黑眼圈的主要成因，但有些人臉上的黑眼圈，則可能是夜間睡眠時靈魂經常出竅造成的。

靈魂出竅的情形，多數出現在夜間睡覺時，但有時白天也會有這種情形，這時人體會出現精神不集中或精神恍惚的狀況，就是漢人所說的魂不守舍。

通常是一直牽掛著某人或某一件事，才會出現靈魂離開人體的現象，而靈魂在離開人體後，則是去到那個被牽掛的人身邊，或是去那個令他思思念念的地方。

Chapter 19

胎記和驚嚇造成的疾病與調理實例

中醫的情志理論中存在著「恐傷腎」的邏輯，另外也說到「腎主先天之氣」，所以在討論「恐傷腎」時，必須把兩句話放在一起來理解。

先說腎主先天之氣。

「氣」在中醫有多種解釋，這句話中的「氣」，應該理解為「能量」。「先天之氣」則是先天的能量，是肉體還不存在之前的能量，指的是靈魂。**靈魂可以理解為一個意識能量體，在肉體出現之前就已經存在。**

把兩句話放在一起，就成了「恐傷腎，腎主先天之氣」，實際上說的是「恐傷靈」。在過去專制帝王時代，妖言惑眾是殺頭的罪，如果有人膽敢直接在書中寫「恐傷靈」，可能會招致重罪。政治的原因使得靈魂成為不可討論的詞句，今天某些國家和地區仍有相同的禁忌。

「恐傷靈」。

靈魂嚇到陷入選擇性失憶

也就是說，**驚嚇傷到的是靈魂**。

美國維吉尼亞大學伊恩・史帝文森（Ian Stevenson）教授是專門研究輪迴的專家，他曾經研究過許多具有前世記憶的兒童，並且根據他們的前世記憶，找到他們前世的身分和家庭。其中有些人是凶殺案的死者。

史帝文森教授在研究中發現，他們前世死亡的傷口，可能會在今世留下胎記。他的結論是：**「某些胎記是前世的死亡印記」**。

我觀察過許多身上有胎記的人，他們多半有心臟方面的疾病，胎記部位內部的器官也很容易生病。我們推理這種疾病的形成原因以及對健康的影響，認為**當一個人在死亡之前，經歷很恐怖的過程時，靈魂會陷入心理學中的「選擇性失憶症」**。

這種病症會讓靈魂不敢面對那段恐怖的過程，但實際上祂又記得整個過程，因而造成一些誤解。主要的誤解是**誤認為當時的傷口在靈體上**。在人活著時，靈體對肉體的所有感官都「感同身受」，因此會實際感受到和肉體一樣的疼痛。

由於祂以為傷口在靈魂上，靈魂就真的存在那個傷，並且反應在肉體上。理論上靈魂只是一個意識的能量體，不應該會受傷或生病，但如果祂在意識上認為自己受了傷或生病，那麼就真的存在那些傷或病。

前世回溯糾正靈魂的誤解

關於靈魂選擇性失憶，我見過兩個相同的實例，他們都曾經死在戰場上。他們兩位都是在腳上足三里穴位中彈。這種傷正常情形不會致命，他們卻因倒在戰場上沒人救治，導致流血過多死亡。死亡的過程漫長且痛苦，靈魂不敢再面對，就陷入選擇性失憶的狀態。靈魂一直記得足三里穴位有個傷口，而且不斷在流血。

靈魂的這項誤解，導致他們這一世靈魂的能量仍然不斷的從足三里穴位流失，造成肉體在那個部位出現骨癌。如果不改變靈魂的這種誤解，即使用手術清除了骨頭上的癌細胞，一段時間之後必定還會復發。

這種靈魂的誤解，最簡單的方法是**利用前世催眠，把靈魂帶到受傷的時空，讓他們打開那段被選擇性失憶症封存的記憶，看清楚傷口在那一世的肉體，不在靈魂上。**糾正了靈魂的誤解，靈魂立即康復，能量不再從前世受傷的部位流失，肉體的癌症就有機會不再復發。

嚴重驚嚇可能帶來心臟疾病

恐傷腎，會使先天經絡（靈魂端的經絡）腎氣長期低落。腎屬水，心屬火，長期的腎虛，導致先天經絡一直處於心火過盛的狀態，最終造成肉體上的心臟瓣膜疾病。**比較嚴重的驚嚇，可能造成嬰兒出生就有心臟破洞**。

有兩條經絡通過眼睛：一條是小腸經，從外眼角的瞳子髎穴進入眼睛；另一條是膀胱經，從內眼角的睛明穴出去。按經絡的順序「子午流注」，小腸經在前，膀胱經在後，可推理出眼部的能量是從小腸經供給，垃圾則從膀胱經排出。小腸經和心經互為表裡，也可以視為眼部的能量和心經相關。觀察**多數有胎記的人，都存在著心臟瓣膜疾病，同時大部分都有近視眼，而且多半都是五百度以上**。

身體自癒的優先順序中，最先修復的是對生命威脅最大的損傷。眼睛就算全瞎了，也不會危及生命，因此，身體在修復心臟時，會直接挪用眼部的能量來修復心臟。

心臟瓣膜疾病會使心臟泵血效能不佳，容易出現心肌缺血或缺氧，日復一日，就容易演變成心肌纖維化。這是很嚴重的損傷，身體的自癒機制必須每天修復損傷的心肌。這種修復直接佔用眼部的能量，而眼睛長期處於能量供給不足的狀態，自然就容易形成近視眼。

如果是前世的驚嚇造成的先天性心臟病，會在幼年時出現近視眼，長大後近視度數可能都在五百度以上。

胎記與眼睛高度近視

不是所有造成前世死亡的傷都會留下胎記。胎記有兩種出現的時機，一種是**出生時就存在的胎記**，另一種是**到了一定年齡才出現的胎記**。

兩種胎記的共同現象都有高度近視。因此，我們推論**高度近視可能和前世意外死亡有關**，特別是如果眼睛有高度近視，再加上心臟瓣膜疾病，大概就能確定存在著前世的意外死亡，並且可能對今世的健康造成問題。

典型的胎記夢境（重複夢境）

另一種常見的驚嚇狀況出現在夢境中。

一個朋友從幼年開始就不斷做相同的夢，夢到自己被追殺，而且每次夢境都停在相同的場景。做夢的過程可能極為恐怖，他經常會大叫，或不斷的踢腳，常半夜把他太太踢醒。他的這個夢持續了六十年。

這是典型的胎記夢境，靈魂經常會重複那個被封存的死亡事件。也就是說，死亡是突然發生的，過程很快也很恐怖，或者在不知不覺間就發生了，靈魂甚至不知道自己已經死亡。

我開發的**氣束能包含糾正靈魂選擇性失憶的功能**，通常做三至十次療程，就可以清除一次的驚嚇。這個在夢境中被追殺的朋友，做了十次療程後，噩夢就不再出現了。在療程中的某一天，他的夢境出現一段眾多不連續的畫面，卻完全沒有劇情。這是靈魂清除那段不必要的記憶時，過程中所出現的現象。

靈療——前世催眠&氣束能調理療程

實例一：從小嗜書如命的A君

這種情形靈魂會經常重複死亡過程。

一個前世被凍死的人，凍死前正在看書，不知不覺間就死了。下一世A君出生後，剛能行動時，看到書就像撿到寶一樣，抱著書不放。

而且他很早就學會識字，識字之後更是一發不可收拾，每天不停的看書，小小年紀就把家裡面的書全看完了。父母只好限制他每天看書的時間。後來在一次前世催眠中，A君才知道自己酷愛看書的習慣，是在不斷重複他前世的死亡過程。

實例二：臉上長有胎記的L君

一個朋友L君，臉上有個凸起的胎記（如示意圖）。多年來，胎記從沒在他生活中造成問題，直到他五十八歲那年，視力開始退化，看了許多醫生都找不出病因，同時覺得大腦也出狀況，常出現思慮不清和頭昏的現象。他有打坐習慣，打坐時總是心緒不寧，感覺自己的靈魂不完整，而且將不久人世。

人在死亡過程中受到過度的驚嚇，靈魂可能陷入「失魂落魄」的狀態，常常少掉一兩個魂魄。漢文化的靈魂觀有「三魂七魄」的概念，魂魄總數是十個，和人體經絡中的臟腑數目相對應。其中三魂指的是「心魂、肝魂、肺魂」，七魄則是「脾魄、腎魄、大腸魄、小腸魄、膽魄、胃魄和膀胱魄」。少掉的兩個魄，多數情形是腎魄和大腸魄。

通常每個臟腑需要有氣和血，氣指的是無形的

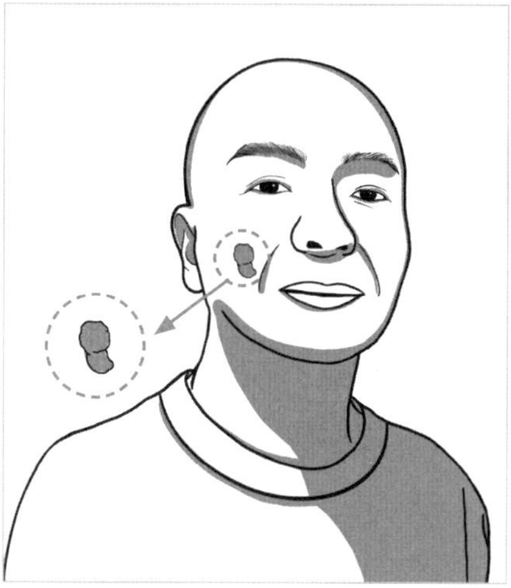

魂或魄，血則是指肉體的器官。如果缺少魂或魄，稱為「有血無氣」。**有血無氣的臟腑，必定會出現嚴重的疾病**。L君在打坐時，感覺自己靈魂不完整，可能少掉了腎和大腸的魄。少掉的魄通常離肉體不遠，就在邊上，只是回不去而已。在解決了靈魂的驚嚇後，就會自動附體。

在一次研討會上我遇見L君，就問他是不是有心臟瓣膜方面的疾病？眼睛是不是也有一些問題？他非常驚訝我是怎麼知道的，除了心臟有點狀況之外，他還說自己正為眼睛和大腦的問題困擾著。我告訴他是從他臉上胎記推論的結果。（L君可能因為長期修行，腎和大腸尚未因缺少魄而出現明顯病變。）

L君右側臉頰上的胎記，明顯是前一世受到外傷，而且是致命的傷。他的前世就是死於這個致命傷。它看起來像是子彈進入身體的傷口，推測當時子彈從右側臉頰進入，方向可能是斜斜朝左後上方行進，打到左側的視神經和部分大腦，因而造成左眼視神經萎縮和大腦的昏沉。

知道L君的視力問題之後，再進一步了解他的視力是四年前開始惡化的。這種**胎記惡化成疾病的時機，通常會出現在前世死亡的年齡**。因此，可以推論他前世是五十八歲前後死的。由於前世死得太突然，靈魂不知自己已經死亡。這一世，到了上一世的死亡年齡，靈魂在意識上又重複了上一世死亡的過程，認為自己受傷死了，那些前世肉體的傷就又重新顯現。於是，他的眼睛和大腦就開始出現問題，也覺得自己快死了。

本來Ｌ君有離開台灣的行程，想在回來後開始調理。但是在過去經驗中，如果胎記問題已經開始惡化，惡化的速度可能很快，於是我建議他利用離台前那幾天，先做幾次氣束能調理療程（總數需要做十次），讓身體進入穩定狀態，避免旅行中出現不可控的狀況。我們把這種療程做進氣束能之中，少去了神神道道的宗教儀軌。**靈療藏於氣束能生理調理的過程中，和生理的氣束能經絡療法沒有不同。**

有打坐習慣的Ｌ君是個修行人，立即認知到我真的可以幫助他。因為他已經病了四年多，試過中西醫許多種療法，吃藥和手術的建議很多，但他直覺認為那些都不是他需要的。直到聽了我的判斷和建議，和他在打坐中的感覺很接近，很快就來到我的工作室進行調理。

第一次調理後，他的眼睛就變得很輕鬆，靈魂對視神經的影響已經去除了。一個小時的調理，讓他整個人氣色都亮起來，顯得神清氣爽。到了第二次調理，他的感覺更清晰。於是，我請他寫下自己的感覺：

這是一個美妙的體驗。那一天，在吳老師的指導下，我進行了療程的第二回。從靈魂經驗的過去世中，修復整合療癒現在世所面臨身與心的狀態。……躺在儀器上不動的

> 兩個小時，對我是個挑戰。可是當進入療程的能量開始，安靜與平穩立即安住了當下。像似睡夢般，我也好似進入虛空。突然耳朵一直有個歌聲，也一直重複唱著：「我倆臨別依依，要再見在夢中……」
>
> 此時眼前有好多不規則或大或小的琉璃片，分裂的，然後聚合在一起，成了一個水晶球般，進入一個空間。空間的遠處是道光，光的深處有個像極了人間說的菩薩身。水晶球在他手中。同一時間，從那又遠又深的空間中，三尊盤坐的菩薩進入我的心輪。耳邊的歌聲停了，我的眼睛倏地張開。然後，敲門聲，助理進來。兩個小時的療程在最後的神妙中結束。……看著窗外，天藍直撲，無比巨大的感動湧現。……

L君在療程中聽到的歌聲，是蔡琴唱的《今宵多珍重》。那是他自己意識中出現的，不是現場播放。靈魂和自己的溝通，本來就多數出現在夢中，他的靈魂和他本人一樣幽默和樂觀。

這種療程，會將靈魂在那次死亡過程，因陷入選擇性失憶所形成誤解的記憶，打成碎片排除。通常這時夢境中會出現一大段不連續的畫面，我在開始調理前就提醒過他，而且一般要調理七至十次才會排出。L君由於修行的關係，第二次療程就排出了。當記憶碎片排出，他靈魂上的印記就消除了。那些因前世傷所造成的影響消失。但是他的視神經有些萎縮，需要一段時間生長才會完全康復。大腦的昏沉感則立即消失，打坐也不會再心緒不寧，總覺得自己生命即將終結。

靈魂是個意識的能量體，如果不是祂的錯誤認知，本來是不會生病的。因此，當誤解消失的瞬間，靈魂就恢復了正常。其變化是「一念之間」的事。

雖然L君的靈魂問題得到解決，但是因靈魂問題而形成的心臟損傷仍有待處理，後續療程重點在指導他如何調整生活形態來應對心臟的問題。

補充前述足三里中彈的實例，其中一位是醫生，而且從小就有睡不安穩的問題。他是在第八次療程後出現不連續畫面的夢境。之後，他的睡眠平穩了許多。

二戰飛行員靈魂轉世

你聽過靈魂轉世嗎？https://reurl.cc/ork3j3，這個影片記錄一個二戰飛行員轉世兒童的經歷。

影片最後男孩親臨前世失事地點，在一陣激動過後，他的靈魂明白損傷在前世的肉身，不在靈魂，就消除了選擇性失憶的影響。如果不再有新的驚嚇事件，日後這孩子不會出現心臟瓣膜方面的疾病。這種過程和前世催眠有異曲同工之效。

實例三：夜夜啼哭不休的孩子

幼兒的驚嚇症狀是半夜啼哭。一個孩子每晚從午夜開始哭，每天都哭數小時，父母都快崩潰了。我問他們孩子是否有胎記？他們在她頭髮間發現了三個較大的圓痣。我的經驗判斷是三個彈孔。在做了多次的氣束能調理後，孩子的夜半啼哭才改善。

實例四：手掌有痣的C君

左下圖中圈出的黑點，是長在我一個朋友C君手上的痣。通常手掌心不會有痣，如果上面有痣屬於胎記的一種。這種胎記，並不是原始的胎記，只是指引靈療師身上另一個真正胎記（右下圖）的部位。

這個實例，胎記出現在心經，而心經在手心一面，因此他的胎記應該出現在正面的

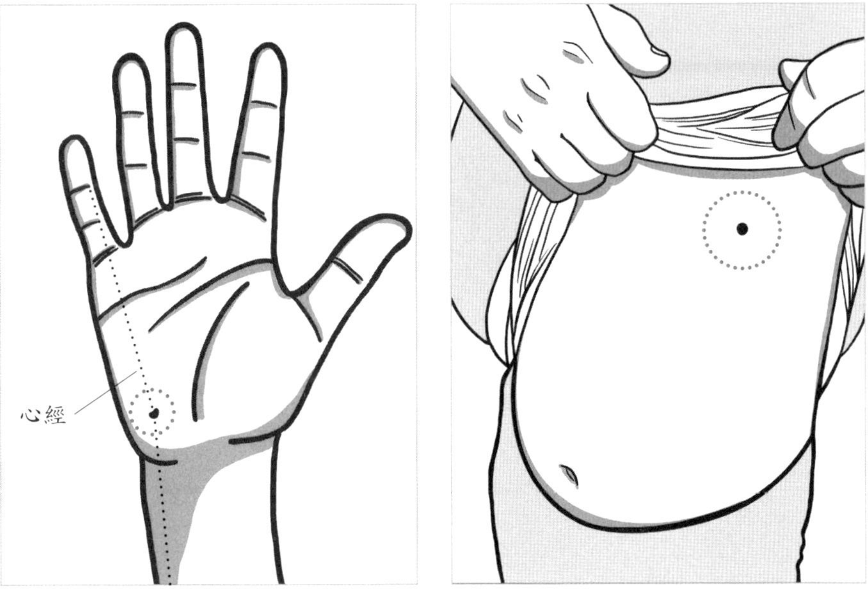

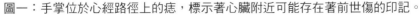

圖一：手掌位於心經路徑上的痣，標示著心臟附近可能存在著前世傷的印記。

胸口，靠近心臟的位置。

我問他是否在胸口有另一個胎記？他拉開上衣，果然在心臟下方有一個圓形胎記，看起來像是中彈的傷口。可能他最近的前世死於這個槍擊，必須清除他靈魂裡的記憶和印記，否則這一世可能出現嚴重的心臟疾病。

實例五：手心也有胎記的J君

另一個類似例子，手心的胎記形狀呈梯形，是藍黑色的，出現在右手食指下方。這個部位在手心一面沒有經絡，手心的肺經從手腕到手上時轉到了大拇指，沒有經過胎記部位。手背對應肺經的是大腸經，大腸經沒有隨肺經轉到大拇指，而直接往食指發展。（參考圖二）因此，胎記在大腸經的背面。我就問她後腰是不是還有另一個胎記？果然在後腰有個同樣梯形的胎記，是淡灰色的，比手心上的印記大了許多。（如圖三）

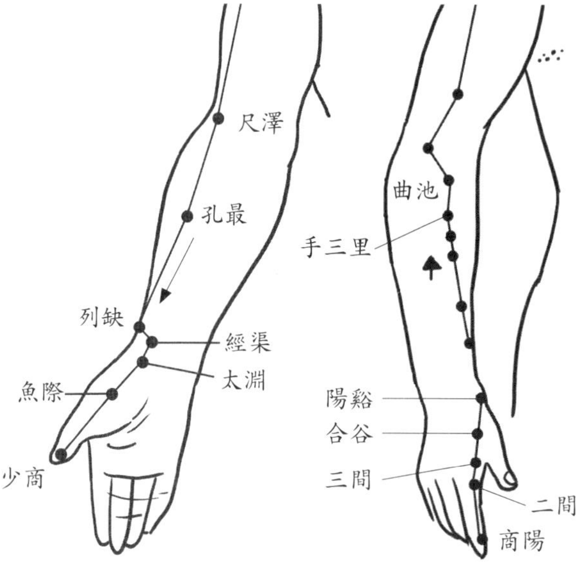

圖二：左為手部肺經循行路徑；右為大腸經循行路徑。

J君是個專門跑歐洲的導遊，我問她後腰的胎記有沒有出現過疼痛？她驚訝的告訴我，確實痛過，在她第一次帶團到義大利西西里島時，那個胎記部位曾出現劇烈刺痛。我猜測那個印記可能是古代長槍刺出來的傷口。

我再問她歐洲語言的學習狀況。她說自己精通德文和義大利文，德文學三個月就能說了，義大利文更快，一個月就能說。歐洲的語言和中文差異很大，通常華人學這兩種語言都非常困難，很少有她這麼快的學習速度。也許她只是恢復靈魂中的記憶而已。

從這些事跡，可以推理出J君過去世可能是個義大利士兵，曾經在西西里島作戰，被長槍刺在後腰部位，因而陣亡在西西里島。那個部位的傷口，如果有適當的急救，死

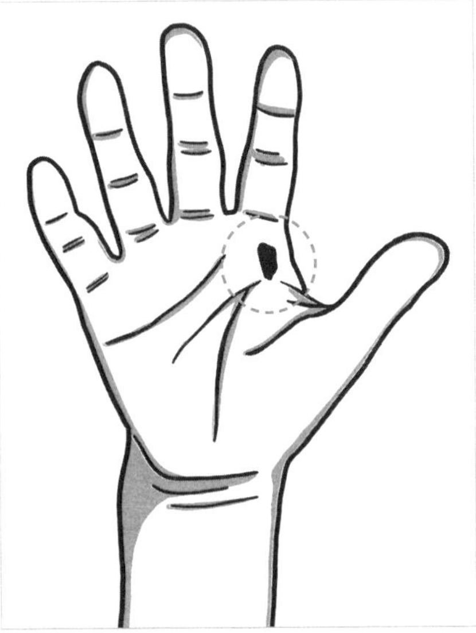

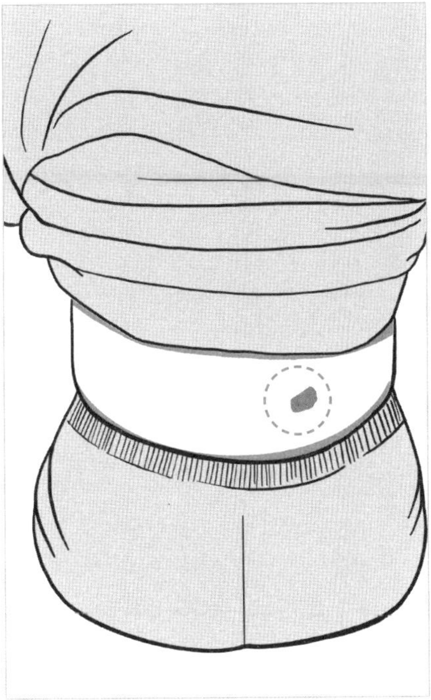

圖三：在大腸經背面的胎記。

亡率不會太高。但是在戰場上，就可能因為缺乏急救，失血過多而死亡。死亡的過程，可能極為漫長且痛苦。

在療程進行四十分鐘後，她出現強烈的腹痛，並且上吐下瀉，折騰了近一個小時才恢復正常。後來在電話中，她說她手心的印記變淡了。

她大腸的疼痛，說明靈魂記憶中的傷口，會在肉體創造出類似的傷口。長槍刺入身體後，不僅在表面留下傷口，同時也傷了身體內部的大腸，同樣在靈魂的大腸留下了印記。當靈魂清除了那些記憶之後，就啟動了自癒機制，將肉體的損傷修復了。

心臟破洞的自癒

二〇一八年十一月二十八日，收到一個讓我很開心的微信訊息。一個讀者跟我說他孩子的心臟問題消失了。他四年前找我，告訴我他三歲的孩子出生時就有心臟破洞。我問了台灣最權威的心臟科醫生，他告訴我那麼大的破洞沒有自己長好的記錄，最好在年紀大些時做手術。

我給他的建議是，既然還有幾年才可以動手術，我們就利用這幾年時間做些努力。我以前遇過類似病例的孩子，知道那是驚嚇造成的傷害。

我建議他帶孩子來做適當的調理，大約需要十次。理論上可以消除驚嚇存在靈魂上的印記。印記消失後，孩子有可能在成長過程中，去除印記的影響，而把心臟逐漸長好。

那時我只有理論，沒有成功的經驗，沒有太大的把握。當下誠實的告知他，反正沒有什麼危險和傷害，不妨試試。

沒想到經過四年，在做術前檢查時，發現孩子的心臟真的長好了。由於只有一個成功案例，只能說我前面的推理有一定的可能性。

中醫是門理論醫學，從症狀利用推理找出可能原因，再從原因找出解決方案。如果成功了，說明推理可能是正確的。多幾次的成功經驗，才能證實這個方法是真實可行的。

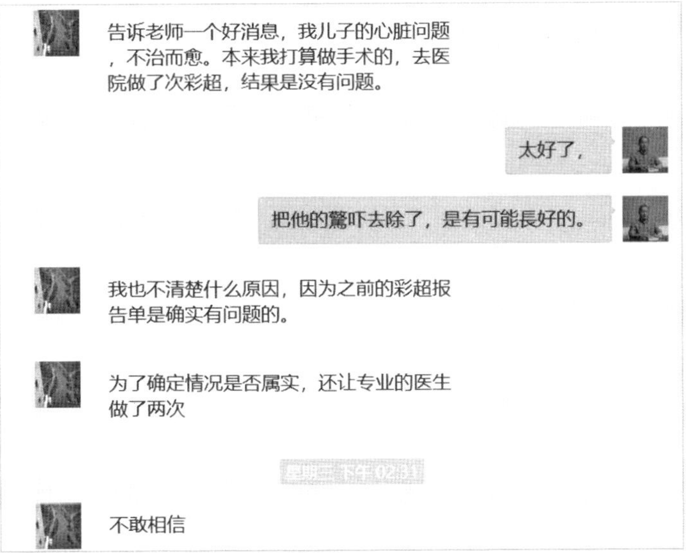

Chapter 20

漢文化身心靈概念下的性別

談到性別，每個人都很容易認為只有男和女兩種。大多數的生物都是如此。但是在漢文化的身心靈概念，如果站在靈魂的高度來考慮，就不是只有兩種性別。

靈魂不會也不需要生殖繁衍，理論上是不需要生殖器官的。沒有生殖器官，自然就沒有性別。但是靈魂的習氣和特質，卻會經常在輪迴中呈現特定性別特徵。

靈魂的性別定義

有些人多數世是男性，有些人則多數世是女性。在輪迴中經常呈現男性的靈魂，靈魂的習氣會和男人的特徵比較近似；經常呈現女性的靈魂，靈魂的習氣則會和女人的特徵比較接近。

	男－靈魂	女－靈魂
男－肉體	MM	MF
女－肉體	FM	FF

▲從靈魂觀點的四種性別

性別	MM	FF	MF	FM
傳統婚姻對象	FF	MM		
同性戀對象	MF	FM	MM	FF
無感婚姻對象	FM	MF	FF	MM
學習性別同理心對象			FM	MF

▲不同性別的婚姻選擇

從這個觀點，靈魂可定義成兩種性別：**習氣偏向男人的靈魂和習氣偏向女人的靈魂**。接下來的說明，就把習氣偏向男人的靈魂性別定義為男性的靈魂，習氣偏向女人的靈魂則定義為女性的靈魂。

靈魂有了性別，那麼一個人可能的性別就從兩種變成四種。我用四種符號來代表這四種性別：

- 第一種是「MM」，肉體和靈魂都是男的。（第一個M代表肉體的性別，第二個M則是代表靈魂的性別傾向。）
- 第二種是「FF」，肉體和靈魂都是女的。
- 第三種是「FM」，肉體是女的，靈魂是男的。
- 第四種是「MF」，肉體是男的，靈魂是女的。

MF的男人不一定有娘娘腔傾向，許多這種性別的男人反而呈現五大三粗，男性氣質很重的外貌。同樣的，FM的女人不一定長相像男人，也不一定有絲毫的男人味，有些長得很漂亮，又很有女人味。

通常**一對情人會互相吸引，並不是全來自肉體感官的感覺，更多的是靈魂性別的互相吸引**。一對男女第一次見面有沒有來電的感覺非常重要，這種來電的感覺多半是來自直覺。所謂「直覺」就是來自靈魂的感覺。

一個MM性別的男人，有可能被FF性別的女人吸引，也可能被MF性別的男人吸引。相對的，一個FF性別的女人，可能被MM性別的男人吸引，也可能被FM性別的女人吸引。

同性戀的成員多半是MM和MF配成一對，或者FF和FM配成一對。從靈魂的性別觀點，兩個人並不是同性。這種**靈魂性別的概念，可以合理解釋同性戀形成的原因**。人們可以從更高的身心靈系統角度來認識他們，進而接受他們。

從多世生命觀點看姻緣

男人和女人之間的吸引力，主要來自於靈魂的不同性別。這是指長期交往的男女關係。有些以滿足一時慾望的短期交往，如一夜情，是純粹的肉體關係，這就完全不考慮靈魂的性別，只要有異性的肉體就行。有點像軍隊裡的笑話，「當兵二三年，母豬賽貂蟬」，只要肉體是母的就行。

中國有句諺語：「百年修得同船渡，千年修得共枕眠。」這是輪迴概念中，人和人緣分的一種描述。從當世的經驗裡，一對情侶在相遇之前，可能是完全不認識的兩個人。經過交往後，感情逐漸增進，最終結成伴侶。

但是從多世的生命觀點，可能不是這麼單純。兩個人可能在很多次的前世，就曾經出現各種交往的經驗——可能是同事，也可能是兄弟姊妹，或鄰居，或朋友——積累了許多因果，到了這一世才真正結成夫妻。當然更多的情形，可能許多夫妻都不是第一次成為夫妻，或許已經有多世的夫妻經歷。

這個概念，說明當世的夫妻可能都不僅僅是一世或兩世的緣分。雖然最大量的婚姻應該是MM和FF的結合，但是也有很大量是MF和FM的結合，這是一種男女角色顛倒的婚姻。他們在過去世，可能是MM和FF的結合。這一世男女顛倒的婚姻，在生命的過程，遠比正常MM和FF的婚姻困難。

靈魂中存在著學習記憶

在過去（二十世紀中葉以前）女性的工作主要在家庭，職場女性是在上世紀末才成為普遍的現象。因此，FF或MF性別的人，在過去世的工作經驗比較少。

通常過去世曾經學過的東西，或具備的工作經驗，這一世重新學習時會容易許多。所以過去比較少工作經驗的FF和MF，這一世成為FF性別不會有任何問題，但是成為MF性別就比較困難了，由於缺少過去世的經驗，工作能力不會太強。

雖然大多數人都不記得前世的任何事情，但是並不意味著喪失了過去世的所有記憶。我在讀書時，有些科目很容易理解，書看一次就全明白並且記得了；有些科目就怎麼看都學不會。

那種很容易學會的，應該就是過去世就學過，在靈魂中存在著記憶。我記憶最深的是高中學習物理學，拿到書的當下，就被書迷住，連著三天就把書看完了，而且看的過程，心裡一直很篤定「這本來就應如此」。所有內容都有很熟悉的感覺，看過的內容都記得很清楚，這門課就成為很輕鬆又很拿手的科目。

學習的過程，是一種恢復記憶的過程，自然很快就學會了。過去世的工作經驗，人際關係的處理經驗，各種生活經驗的前世記憶，都可能可以被恢復。只要生活中遇到和過去世類似的狀況，過去世的記憶很快就恢復了。就像是一種「直覺」。**「直覺」可能就是來自靈魂的記憶或感覺。**

相反的，MF的另一半，通常是FM的性別。由於在過去世有很多的工作經驗，到了這一世雖然是女性，但是現代女性進入職場的機會和男性一樣多。FM的女人過去世練就的工作能力仍存在身上，因而成為工作能力很強的女性。職場上大多數的女強人，都是這種性別。

肉體靈魂不同性別的交往結合

MF和FM結合的婚姻，男方的工作能力通常都比女方低，家庭收入可能也是女方比較高。家中的女人，扮演的是傳統家庭中男人的角色，承擔主要的經濟責任，同時也主導著家庭的發展方向。

這種情形，和我們社會普遍家庭的狀況相反，對男方會形成比較大的壓力。如果男方無法調整和適應，很容易形成情緒上的問題，甚至發展成憂鬱症。當然，也有MF性別的男人擁有很好的工作能力，就少了許多問題發生的可能性。

FM性別的女人，在交友上會有些困難。我們社會的常態，女人總希望找到一個可以依靠的對象，但是FM女性的姻緣都是MF性別居多，而且是和她過去世有過交往的，可能是過去世她是男人時的女伴。相較之下，總是比她自己柔弱的男人。而比她強的男人，由於靈魂的性別和她相同，多數缺少互相的吸引力或來電感，最多成為很好的異性朋友。

因此，ＦＭ和ＭＭ不容易成為男女朋友，就算某種原因配成了一對，也不容易維持長久的關係。**許多ＦＭ性別的女人和婚姻無緣，主要是比她強的男人不來電，比她弱的男人又看不上。**社會上許多工作能力很強的單身女性，可能都是這種性別。

有一次參加一個女企業家團體的活動，有段時間房間裡有四個年輕的女性，可是全都是ＦＭ性別的人。雖然各個都長得很漂亮，我卻完全沒有覺得是一屋子的女人，比較像一屋子的好兄弟。

◆ 如何了解自己真正的性別

常有女性朋友問我，如何知道自己是ＦＦ或ＦＭ的性別？

比較簡單的檢驗方法，是**檢視自己對於家事的喜好程度**。通常ＦＦ比較喜歡或至少不排斥家事；ＦＭ就非常不喜歡做家事，反而喜歡職場的工作和生活。

另外，在遇到工作和家庭的衝突時，如果選擇放棄工作的，多半是ＦＦ的女性；選擇放棄家庭的，則是ＦＭ的女性。

了解自己真正的性別，無論在婚前或婚後都非常重要。特別是ＦＭ和ＭＦ性別的人，傳統擇偶的標準對這兩種性別的人並不適用。

FM性別的人，應該及早建立獨立的經濟和工作能力，完全放棄依賴男人的想法。對於總是遇到比自己弱的男人，要能更早的認命。或許也可以考慮娶一個男人回家的想法，用這個角度擇偶，可能會有比較理想的婚姻。一般的婚姻，老公常會哄老婆；**FM的婚姻，女方可能要學會哄著她的男人，讓他可以活得很自在而沒有壓力，減少他得憂鬱症的機會。**

我認得兩對夫妻，其中一對很早就知道他們是性別顛倒的婚姻，但兩人很相愛。他們很年輕就決定了「男主內，女主外」的家庭模式。女方長期在外工作，男方則在家帶孩子做家事，是一對非常和諧美滿的夫妻。另一對夫妻，太太是女強人，但每次在朋友面前都會不斷的稱讚她老公如何好，如何有能力。她的老公自然活得很自在開心，完全沒有陷入憂鬱症的傾向。

認知真正性別，發展理想人生

多數人都沒有這種靈魂性別的概念，總以為男人就是男人，女人就是女人；男人就該做男人該做的事，女人就該做女人該做的事。

一個女性朋友，對自己不是太了解，很年輕就結婚了。結婚後，她做專職的家庭主婦，過了一段時間，才發現自己根本不喜歡做家事，勉強做總是做不好，被先生和婆婆嫌棄，造成她心理上很大的傷害，整天處於怒氣的狀態。沒多久她就得了癌症。

後來她讀了許多健康方面的書，知道不開心是她疾病上最大的根源，而錯誤的婚姻則是最主要原因。明白了之後，她的自救之道就是離婚。離婚後，經過一段時間的努力，她從癌症中成功康復，並且重新回到職場，在職場得到成功的發展。

原來她是典型的FM性別。錯誤的婚姻，讓她走向生命最糟的一步，專職家庭主婦是她最不能適應的狀態，生病是必然的結果。

從身心靈概念中「人生如道場」的概念，**男女顛倒的人生，主要學習的目標是體驗異性的同理心**。每一個靈魂可能都會有這種課程。有些靈魂在第一次面臨這種課程時，很難適應，就很容易形成性別認識錯亂。

從身心靈系統概念了解自己真正的性別，對每一個人都是非常重要的課題。明白了自己真正的性別，有助於擇偶和婚姻的發展，也有助於事業的規劃。為人父母者，如果可以更早知道自己孩子的性向，有機會協助他們發展出更理想的人生。

我認得一些同性戀的朋友，多半是FM和FF，或MM和MF的結合。從靈魂性別的觀點，可以比較合理解釋他們的關係。

一個年輕女性，一直想創業，但是每每都失敗。失敗的原因很多，從選擇行業到內部管理，都存在著許多不足。犯了許多基礎常識的錯誤，例如沒有仔細計算成本，工廠租金太高，導致根本無法做到損益平衡。這些應該在起步時就能計算出來的，而不是虧了一大筆錢才學到。

後來發現她是FF的性別，我就建議她不要再創業，也不要做競爭壓力很高的工作。以她的情況來看，她比較適合在安穩的辦公室工作，或從事服務性的工作；不適合銷售或競爭較大的工作。

並不是說FF性別的人就比較差，主要是我們的時代，女性在過去世很少在職場工作，自然不容易存在工作經驗的記憶，因而在工作能力上比靈魂傾向男性的人為差。隨著愈來愈多女性參與了工作，這種情形可能在一段長時間之後會改變，但在可預見的未來數十年間，仍不容易改變。

Chapter 21

人生如道場，生活就是修行

佛家和道家都有「人生如道場」的說法。這是輪迴概念下，人生存在意義和價值中很重要的一個概念。

人們在生活不順時，有時會問自己：

「為什麼我要這麼活著？」

「為什麼要有這樣的人生？」

「人生為什麼這麼辛苦？」

人生就像是一堂一堂連續的功課，讓人不斷的從生活中學習進步。只是人們多半只有在跌倒或遇到不順利時，才能學會東西。

性格是每一個人獨特的內涵，而一個人的性格源自於靈魂的習氣，靈魂的習氣則源自於累世形成的性格。也就是出生時帶來了靈魂的習氣，加上後天家庭環境的影響，成人後就形成了性格。

經過一生的過程，可能性格特徵愈來愈強烈，也可能修行得法，或受到人生遭遇的影響而改變，則性格特徵可能減弱。到了人生的終點，死亡後，肉體上的記憶消失，附著在肉體的性格也跟著消失。

但是在人生的整個過程中，靈魂一直和肉體同在，一起感受肉體的所有感知經歷，也具備了這一生的性格和記憶。死亡後，這一生的記憶和性格，疊加到靈魂的記憶和習氣之中；然後再次投胎轉世時，再把習氣帶到下一世的肉體之中。周而復始。

因此，在具備輪迴觀的東方身心靈系統中，性格和大腦中所擁有的記憶構成了「心識」，習氣和靈魂所擁有的累世記憶構成了「靈識」，心識和靈識兩者具有互為因果的緊密關係，幾乎是可以合二而為一。

致中和，人生修行的目標

由於心識在人死亡後就消失了，靈識則隨著靈魂的存在而留存在靈魂之中。相較之下，心識的存在時間很短，靈識則永久存在，因而在佛家有「以假修真」的說法——短期存在的心識就像假的人生，長久存在的靈識才是真的。但是在人活著時，自己的心識伴隨著肉體存在著，非常的真實；而靈魂則無從感知。

修行的目標，在透過改變當世的性格，來改變靈魂的習氣。習氣沒有好壞，不偏執的中和即是好。每一世的修行，在把過度偏執的性格調整到中和。

當我們三十五歲之後，想學什麼都是自己決定的。因為只有自己才知道缺少什麼，需要學習什麼。擁有多世經驗的靈魂，可能數百或數千歲，祂要上什麼課，自然也是自己決定和規劃的。

一世一世的修行，是連續不斷的課程。因此，靈魂每一世在投胎前會選擇一個成長環境，這個環境最重要的是必須**重塑自己前世生命結束前的性格**，然後課程才能繼續下去。在這個環境長大到三十歲的成人，性格應該已經和前世結束時接近。

從這個邏輯來看，自己長成什麼樣的性格，是過去世就已經大致長成的。雖然塑造這個性格的過程，父母是很重要的因素，也負有不可推卸的責任，但是就自己而言必須認知這就是自己的本性，不需要也不能完全推給父母。

人生如道場，這句話就是**人生就像一堂課**。**每一個人有每一個人的功課**，**周圍的人不過是這堂課必要的教材或教具**。每個人要專注在分析自己的性格，找出自己的錯誤，當然也可以找出父母的錯誤。

找出自己錯誤的目的，在接下來找出解決問題的方法。也就是說，修正自己的錯誤是最重要的。這種過程，簡單的說是「**自我反省**」。

找出父母錯誤的目的，在於當自己有了孩子，成為了別人的父母之後，不犯過去父母的錯誤。簡單的說是「**自我警惕**」。

當面對一個病人時，很容易從病人對疾病的態度，判斷病人日後的進展。一個怨天尤人的病人，病只會愈來愈重；只有不斷的自我檢討，自我警惕的病人，才有機會走出疾病的痛苦。

肉身難得

我從來沒有正式皈依佛教的任何一個教派，但是從根本的思想上，我是完全接受佛教思想的佛教徒。曾經讀過「肉身難得」這句話後產生了許多疑問，最常問的是：

「為什麼要有這個肉身？」

「為什麼來這個世界為人？」

「什麼是修行？」

「為什麼要修行？」

這些是我問了自己幾十年還不能完全懂的問題。

我們想像的靈魂世界充滿了喜悅。沒有肉身，就沒有病痛，也不會死亡，是一個極樂世界。為什麼我們放著那麼美好的世界不住，卻來到這個充滿了痛苦的人間？有些修行人的修行目的，還是回到那個極樂世界，不是很矛盾嗎？我們本來就來自那個極樂世界，卻又要費盡心力的修行，而目的地不過是回到來的地方。

設想當我們在靈魂的世界裡，所有的靈魂都具有各種「神通」，隨時都知道別人在想什麼，也理解所有因果的規則，沒有肉身也沒有慾望。在那樣的世界中，每一個個體應該都顯現得非常完美，行為上沒有瑕疵。相對的，在那個世界裡，甚至找不出自己的缺點，當然也就沒有成長的機會。

可是，在每一個靈魂的意念深處，必定也了解自己實際上並不是那麼完美，隱約中知道自己仍然存在著許多缺點。但是這些缺點在那樣的環境中，是顯現不出來的，也無從去除或改善。

於是「人間」就被創造出來了。

當靈魂進入肉身時，首先把靈魂的記憶暫時封存，讓人想不起來，也暫時終止了所有神通的能力，只保留了靈魂的習氣。本來的靈魂是意識的能量體，沒有身體就不需要住房，也不需要食物，更不需要性。沒有任何物質和男女情感的需要，也就不容易有慾望。有了肉身之後，需要食物和住房，由於繁衍的需要，也有了性的需求。本來的神通不見了，不知道別人腦子裡想的是什麼，別人也不知道自己想什麼。

有了「需求」，就有「慾望」，痛苦也就跟著來了。人在痛苦的壓力下，別人又不知道自己想什麼，各種不良的想法便有機會滋生出來，靈魂本來的習氣就會逐漸顯現。慢慢的，靈魂才真的認識了自己，原來還有這麼多的缺點。為了去除這些缺點，於是一世一世的輪迴轉世，解決了一個缺點，又發現另一個缺點。

這就是修行。

修行有八萬四千種法門

許多人以為修行就是要打坐、冥想，或到廟裡當和尚、尼姑、傳教士，其實**生活就是修行**。生活中有愛情、財富、事業、家庭、朋友……等各種關係，會產生各種複雜的問題，才能顯現出自己的缺點和需要學習的課題。

有些人原來是腳踏實地做事的人，在社會上也有很好的成就和發展，在原來的日子裡，也許不會對樂透彩有很大的期望，不過是買著玩玩罷了。可是當不景氣來臨，事業不順利，手上的金錢不斷流失，債務逐漸增加，慢慢的對金錢的渴望愈來愈高，甚至經常夢想著中了樂透。這種行為在原來寬裕的生活裡是不可能發生的，不禁要懷疑自己是不是沉淪了？這段苦日子是不是讓自己墮入了人性的更低層次？

其實，從原來安逸而腳踏實地的日子，進入了窮困艱難的日子；和從安逸的靈魂世界，進入艱難痛苦的肉身世界，不是很像嗎？不到這麼艱難的景況，不會發現原來自己和大多數的樂透迷一樣，也會熱衷於一夜發財夢。

明白了自己的缺點，努力去改進，這就是修行。佛經上說修行有八萬四千種法門，以前不明白，還以為真有那麼多的方法和途徑。實際上，每個人的缺點都不同，各式各樣的缺點，種類可能比八萬四千種還多。不同的缺點，要用不同的方法來改正，自然就有許多不同的修行方法了。

❖

肉身難得，人生的困境也難得。想通了這一點，困境的目的已經達到，就不再為困境所苦。即便身處困境也甘之如飴，於是就脫出困境了。就像頓悟的人，就可以脫出臭皮囊一樣。臭皮囊還在，只是在與不在都沒有差別了。

天堂就在人間，地獄也在人間。

當然人間還是人間，天堂和地獄不過是個心境而已。

Chapter 22

真即是幻，幻即是真

對多數人而言，靈魂的世界似乎離我們很遠，好像活著的時候，靈魂和我們沒有多大的關係，甚至以為我們活著，祂就完全是我們，忘了過去所有的事情，只有死了以後靈魂才會再醒過來，恢復所有的記憶。

孔子曾經說過「不知生，焉知死」，又說「子不語怪力亂神」，兩句話把中國的文人都框住了，歷史上很少文人正式的談論這個課題。

我的了解，**靈魂就是心理學家所說的潛意識，是每天都和我們在一起的親密夥伴**。當我們喝孟婆湯忘卻了過去世的記憶時，祂可沒忘，只是無法和我們溝通而已。

我們從來就沒有和靈魂對過話，也根本無從知道祂對每一件事的看法和想法，天真的以為我們的看法就是祂的看法。通常大多數的情形真的是如此，但也有許多時候並不是這樣。

潛意識和意識的不協調

上世紀末，美國一個心理醫生出版了一本暢銷書《前世今生》，讓許多人相信我們有前世，但是我們對前世的看法就像對靈魂一樣，總認為前世離我們很遠，甚至已經過去了，和我們今生是沒什麼關係的。

如前述，靈魂擁有所有的前世記憶，心理醫生可以透過前世催眠，了解病人前世所發生的事情。靈魂看每一個我們遇到的人或事，是以祂過去所有相關的記憶來思考，或建立感覺的。而**我們並不擁有過去世的記憶，只能就這一世的記憶來思考或建立感覺，因而形成我們潛意識和意識之間認識上的差異。**

我們的生命很像經常看的連續劇，每一世的生命就像其中的一集。潛意識所了解的是從靈魂被創造以來的全部劇情，而意識所了解的只有當世的劇情，就像從來沒有看過前集而突然看其中一集電視連續劇一樣。

這兩者對劇情的了解不同，感受當然也不同。這種感受的差異，會形成「心靈的不協調」。

心代表的是意識，靈代表的是潛意識，輕微的心靈不協調會造成**頭昏**或**心神不寧**，嚴重一點就會造成**頭痛**或**失眠**，更嚴重的則造成**心絞痛**。

與靈魂溝通對話

一個很特別的機緣，讓我有機會學習靈療的工作，那段時間經常和許多人的潛意識（也就是靈魂）直接溝通，對於靈魂的世界有一些基本的理解。靈魂的世界對許多人來說好像很遙遠，其實它就在我們不同的空間，卻和肉體重疊在一起。

我是個工程師，經常用工程的概念來理解事物。從工程概念看人體，大腦只負責思考和指揮四肢五官，並不負責人體內部器官的控制。人體內部器官控制是極為複雜的事情，需要隨時掌握身體有多少能量。就像一個企業的財務長，需要隨時掌握企業有多少資金，需要支出多少，有多少進帳，也需要就緊湊的能量進行有效的分配和管埋。另外，還要隨時掌握各個器官的狀況，知道存在著哪些損傷；面對眾多的損傷，理解每個損傷如何修復，修復時需要多少資源，有沒有那些資源；然後制定維修計畫，每犬修復一部分；修復了某個器官後，五臟會失去平衡，又如何調整平衡……等。

簡單的說，**人體維持正常運行所需要的後台維持系統，需要一個極高智能的控制中心管理**。這些工作我們一無所知。我們的意識在大腦裡，而我們一無所知，說明這些工作都不在大腦管轄中。大腦不管這麼複雜的事，就需要另一個比大腦更高智能的機構管理，很可能靈魂就是這個控制中心的主體。如果真是如此，靈魂就不是只存在於我們死後，而是每天都在我們身體的後台忙著工作。

當你和一個初識的朋友談天時，可以想像有兩個畫面：一個是你們兩個人在一起的畫面，這是我們所熟知的，也是我們能清楚感覺到的畫面；另一個則是你的靈魂和這個新朋友的靈魂相處的畫面，這是一個我們從來沒有想到過的畫面和情境。

- 如果你們兩個在過去世完全沒有見過面，那麼兩個畫面將非常接近，也很相似，甚至一模一樣。
- 如果你們兩個在過去世就是很好的朋友，那麼在靈魂的畫面，可以想像出祂們兩個久別重逢的「人」正在親熱的敘舊。
- 如果你們過去是一對仇人，有很深的仇恨，那麼靈魂的畫面可能出現兩個靈魂正在怒目相向，或者正在吵前世還沒有吵完的架。

除了這兩個畫面以外，你還可以想像在兩個畫面中的兩個人，和各自的靈魂之間有一條很粗的連接線，把各自肉體和靈魂的情緒，緊密的連繫在一起。

排解來自靈魂的情緒

前面的三個例子中，老朋友相見的畫面，兩個人心中互相都充滿了好感；仇人相見時，兩個人心中就有說不出的不舒服，說不上哪裡不對，反正就是不喜歡對方，看對方的一舉一動都討厭。這種不由自主的情緒，主要就是來自靈魂的情緒。

有一個朋友，每次都向我抱怨她的孫子很吵，這使我覺得很奇怪，因為孫子的吵鬧是三代共居家庭中必然出現的現象，多數人都視之為一種樂事，所以才有「含飴弄孫」的成語。但是她只覺得很吵，很生氣，這就有問題了。

於是，我們直接和她的靈魂溝通。

原來她在三千年前是個武術家，當時這個孫子也是武術家，兩個人比過武，她輸給了孫子。今世兩個人相見時，孫子雖然還不會說話，可是兩個靈魂已經敘過舊了，她一直不能忘懷那次比武，反而孫子不好意思提那次的事，對她很好，還問候她為什麼把身體搞得那麼差（當時她得了癌症）。她不能忘懷的不舒服感覺，傳給了她的意識，結果就讓她一點也不喜歡那個孫子，老是覺得孫子很吵。

好勝心是她長久以來最大的問題，她為了那份好勝心，已經在人世間受了很多世的活罪，在以前幾次的靈療中，她也已經明白自己的問題了。因此，很快就接受我們的建議，把那次比武的事放下，從此她再也不覺得孫子吵了。

從這個例子，可以了解靈魂的世界和我們熟知的世界是並存的，並且在我們每天的生活裡，隨著生活的進行，不斷發生各種我們不能查覺卻又和我們密切相關的事件。原來這才是真實的世界，這個我們熟悉和存在的世界，對我們卻又如此的陌生和遙遠。

❖

通常靈魂的年齡多數在兩千多歲到八千多歲之間，甚至更老。對祂來說，我們一世又一世短暫的生命轉眼即逝，只在靈魂的記憶裡留下一篇篇荒誕不經的故事，就像我們看過的一場場電影一樣。

在我們眼裡，由於看不到也摸不著，總覺得靈魂的世界是一個虛幻的世界。但是在靈魂的眼裡，祂已經存在了幾千年，我們的這一生，不過是祂許多集連續劇中的一集而已。對祂而言，這個我們自以為真實的世界才是虛幻的世界。

「真即是幻，幻即是真」，人生中到底有多少事是真實的，誰也說不清楚，也許從來就沒有什麼是真的。

附錄

臟腑新解&經絡調理再進化

學習中醫養生許多年，每當讀到臟腑和三焦經相關的章節時，總感覺有些不順。例如「三焦經對應著上、中、下三焦」的陳述，似乎無法和任何疾病扯上關係。不知道三焦經的問題是什麼？會形成哪些疾病？更不用說如何解決三焦經的問題。

直到接觸了幾個青光眼的患者，才發現他們的肩頸堵塞得很嚴重，同時有氣喘和呼吸短促的問題。而且詳細觀察大量肥胖的人之後，發現幾乎大多數脖子後方的大椎穴都很肥厚。經過長期的實驗，發展出三焦經運動的方法，再用這個方法教導幾個氣喘患者成功克服了氣喘，也幫助青光眼患者成功緩解不斷升高的眼壓，終於確定了**三焦經對應著橫膈膜，而不是上、中、下焦構成的胸腹腔**。

雖然這些內容在前一本書中已經有詳細說明，但是在書出版後的幾年，發現這個問題的影響，比我當初想的還要廣，幾乎和大多數現代的慢性病都有關係。同時，**大多數**

現代人都有呼吸太淺的問題。特別是上了年紀的銀髮族以及行動不便的人，這個問題更是嚴重。

一個因青光眼手術失敗而瞎了一隻眼的朋友，在改善了他的眼壓之後，才發現他只是因「呼吸太淺」這麼小的生活失誤，卻付出「瞎了一隻眼」這般嚴重的代價。每次看到他都讓我很心痛。其實，只要他每天花五分鐘做三焦經運動，或者平時注意拉大呼吸的幅度，就可以解決問題。

不夠完整的臟腑分類

長期以來，研究經絡時，總對五臟六腑、三焦和心包等課題，存在著許多疑問。明明有十二條經絡，兩條成一對，共有六對，卻又只有五臟？心包經和三焦經又是什麼地位？十二條經絡對應的是十個器官，加上心包膜和胸腹腔（上焦、中焦和下焦），這樣的配置總覺得不是很完整，沒有工整對稱的規律。人體這麼完美的系統，這樣的分類感覺不是很完美，不是很適配人體的系統。

在傳統的臟腑結構中，對於三焦經僅用上焦、中焦和下焦來說明，過於籠統，造成三焦經的調理，特別在經絡按摩中，成為被忽視的一條經絡。但實際上三焦經在背部的上方，橫亙於頭部和背部膀胱經之間，也就是肩頸部位。由於三焦經難以疏通和改善，導致膀胱經的水道受到三焦經堵塞所阻，影響了膀胱經的通暢，進而影響全身經絡中垃圾的排泄。

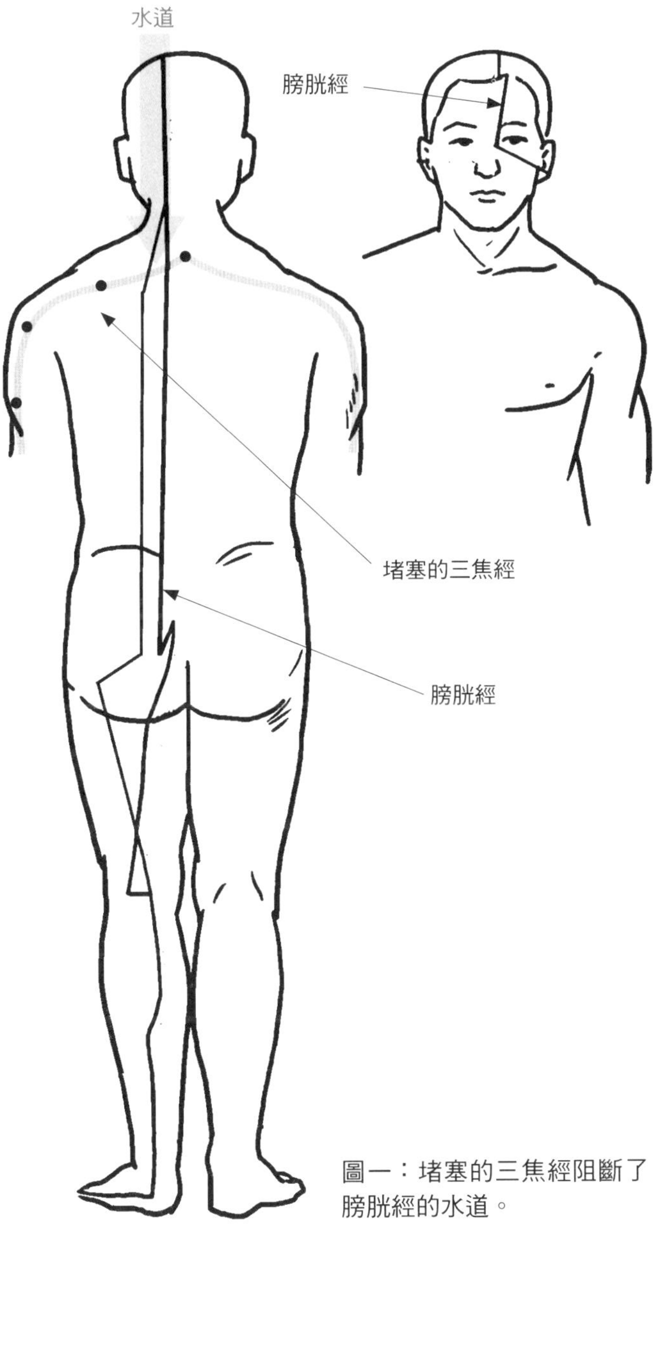

圖一：堵塞的三焦經阻斷了膀胱經的水道。

在經絡儀判讀研究中，發現三焦經和肺及大腸的互動極為密切。肺的自癒活動出現時，這三條經絡同時皆為低於平均能量值的負值。

如果**僅有肺和大腸為負值，三焦為正值者，大椎穴多數堆有較多的垃圾，甚至形成富貴包，嚴重時發展成水牛肩**。這種人不易出現排寒氣的各種症狀，肺活量和肺功能也都不理想，呼吸時橫膈膜伸展幅度偏小。因而發現三焦經和橫膈膜的對應關係，以及透過深呼吸運動可以改善這項症狀。

從這些發現，認為傳統中醫理論中的臟腑結構有必要調整。顯然三焦和肺，近似於心包和心，有著密切的關係。

十二經絡所發展出來的臟腑結構，應該將心包納入心的臟腑，三焦納入肺的臟腑。也就是心包屬「相火」，三焦屬「相金」。重新調整後的臟腑結構，使得臟腑系統更形完整和對稱。

這項改變，不僅是名義上的調整，而是對三焦和橫膈膜的明確定義，並發展出改善橫膈膜和三焦經的按摩方法。

這套按摩方法簡單有效，可以迅速改善三焦經，也就是肩頸部的經絡堵塞，進而疏通膀胱經和全身經絡。實際上**改善了整體按摩方法的療效，使得長期不被重視的三焦經按摩，成為經絡按摩中最重要的一環。**

◆經絡判讀技術發現三焦經對應橫膈膜

在研究經絡儀判讀技術的過程中，意外發現經絡儀可以判讀出檢測當下臟腑的自癒活動。通常都是**同一對臟腑的兩條經絡，同為實症或同為虛症時，表示該臟腑正在進行自癒活動**。

經絡檢測數值的實症或虛症，和傳統中醫所說的實證或虛證不同。由於經絡檢測是在同一張圖表中顯現檢測的十二經絡，這種方式，無法將每對臟腑的數值都定義成高數值為實症，必須有某些臟腑要以高數值為實症，某些臟腑則以低數值為實症，才能做到最終總體數值的平衡。

通常是將心和肝的高數值定義為實症或火症；肺、脾則是以低數值為實症或火症或異常；腎則多數顯現低數值，幾乎沒有高數值。常見腎的狀態都是陰虛，也就以低數值為虛症。但是實際觀察大量數據，發現**心和肺出現自癒活動時，都不僅僅是一對臟腑（如心和小腸，肺和大腸），而是各有三條經絡同時呈現異常，才是自癒活動的狀態**。

心的自癒活動狀態，經絡檢測顯現的是心包經、心經和小腸經均為高數值的實症；肺的自癒活動狀態，檢測圖顯現的是三焦經、肺經和大腸經均為低數值的虛症。由於經絡儀需要在一張圖上顯示十二條經絡的狀態，**考慮數值的均衡，中醫理論的實證在經絡**

檢測圖上不一定數值高就是實症。某些經絡確實是實症，如心和肝，均以數值高於平均能量值為實症；某些經絡則以低於平均能量值的負值為實症。例如，肺熱和胃火，都是臟腑均為低於平均能量值的負值。

更進一步觀察，發現有些人排寒氣時，三焦經並不會呈現低數值的實症，正常的排寒氣，三焦經都會和大腸經一樣，呈現出低於平均能量值的數值。這種人在大椎穴通常會有較多的垃圾堆積，而且多數不愛運動，都有肩頸僵硬的問題。經過分析後，發現三焦經實際對應著橫膈膜。

不愛運動的人，呼吸幅度通常較小，橫膈膜長期缺乏拉動，呈現僵硬狀態，其對應的肩頸部三焦經也有較多的垃圾堆積，嚴重的還會在大椎穴出現富貴包。而這種狀態的人，幾乎不會打噴嚏，也不容易感冒。實際上是沒有能力排除寒氣。

臟腑結構的重新調整

根據這些發現，首先**把三焦經對應著胸腹腔，調整為三焦經對應著橫膈膜**。橫膈膜是胸腹腔中很重要的器官。這項調整，使得十二經絡所對應的器官，變成十個器官加上兩張膜。比原來的十個器官加上一張膜和胸腹腔，更為對稱而且合理。

五組臟腑（包含十二經絡）

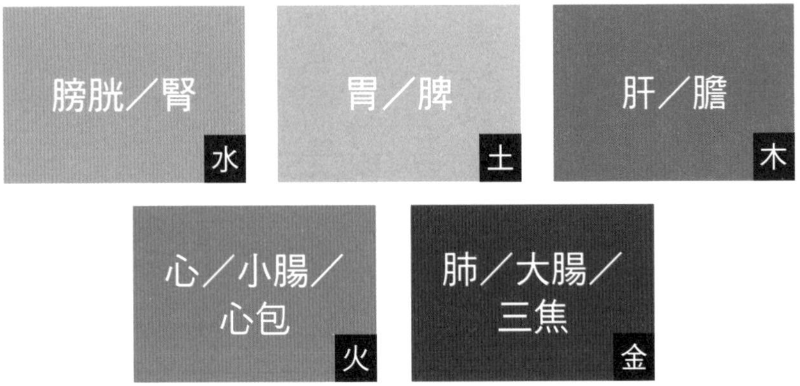

圖二：重新整理的人體臟腑結構

再深入分析，發現**心包經的異常，多數在心包積液過多時出現**。過多的積液，壓迫了心臟，使其無法順利運行。也就是心包經的異常會抑制心臟的運行。

橫膈膜的異常，會使得肺的運行受到制約。正常的橫膈膜應該是一張柔軟且富有彈性的膜。但異常的橫膈膜，則是一塊僵硬的板子，這時肺的運行會受到橫膈膜的制約，造成肺功能大幅下降。**三焦經異常對於肺的影響，和心包經異常對心臟的影響類似**。

大多數經絡檢測儀均將心包和三焦歸類為「相火」，即是輔助心臟。這是經絡系統結構的另一個不平衡。心的系統變成有四條經絡（心、小腸、心包和三焦），其他臟腑則各為兩條。但在經絡判讀研究中，發現三焦應該是「相金」，即是輔助肺臟。而由於這個改變，十二經絡中，心和肺的系統各有三條經絡，其餘肝、脾和腎的系統則各有兩條經絡。也就是十二經絡一共有五組臟腑，其中心的臟腑，是一組三條經絡——心包經、心經和小腸經；肺的臟腑，也是一組三條經絡——三焦經、肺經和大腸經。

這樣**重新定義的臟腑，就成了五組臟腑，心和肺的臟腑組各有三條經絡，其餘三組臟腑則各有一對經絡。五組臟腑共有十二條經絡，將心包經明確定義屬火，是相火的經絡；三焦經明確定義屬金，是相金的經絡。**

在我們使用氣束能時，發現身體排寒氣時，從督脈的大椎穴輸入氣場能量，可以很快緩解症狀。而且這種緩解，是由氣束能提供人體額外的能量，加快完成自癒之後，經絡檢測圖明顯改善，身體排寒的症狀也消失了。

當確定三焦屬金後，終於明白真正的原因。原來大椎穴是三焦經的穴位，而三焦屬肺，因此，也是肺系統在任督兩脈的主要穴位。因而氣束能從大椎輸入氣場能量，可以快速改善肺的各種異常，也能加速肺的自癒活動。

◆臟腑調整的應用：肺主皮膚

在新舊臟腑結構的變動中，最主要變化在肺的臟腑，明確定義三焦對應著橫膈膜，和三焦經的「相金」屬性。在新的臟腑結構中，對於肺的功能有更明確的了解。

在傳統臟腑結構中，三焦不屬於肺。「肺主皮膚」的邏輯，只能從肺是佈水的臟→肺虛則全身缺水→皮膚乾燥容易出現病變。當肺的臟腑由三焦經加上肺經和大腸經構成時，三焦屬於肺系統的一部分，「肺主皮膚」的概念就完全不同了。

除了仍保留肺是佈水的臟之外，更重要的是三焦對應著橫膈膜，橫膈膜僵硬時，三焦經將出現垃圾堆積。三焦經在背部的上方，當它塞滿了垃圾時，水分將無法進入膀胱經。這時由於水分無法進入膀胱經，身體吸收水分能力大幅下降，排出小便也多呈現清澈無色，無法帶出身體內部的垃圾。

而背部的膀胱經，是所有經絡垃圾排泄進入膀胱經的入口，存在著大量腧穴，包括肺腧穴、心腧穴……等，每一條經絡都存在一個相應的腧穴。**腧穴是兩經交會的穴位。**肺腧穴是肺經和膀胱經交會的穴位，肺經中的垃圾，會從肺經連接到膀胱經的肺腧穴，進入膀胱經。同樣的，心腧穴則是心經垃圾進入膀胱經的穴位。**身體所有經絡都會從腧穴將垃圾排入膀胱經。**

膀胱經在背部左右各有兩條，腧穴分佈在內側那一條。在背部的下方有一個膀胱腧穴，位於所有腧穴的最下方。膀胱經上的膀胱腧穴沒有交會的另一條經絡，因此，應該是所有腧穴進入膀胱經垃圾的總出口。

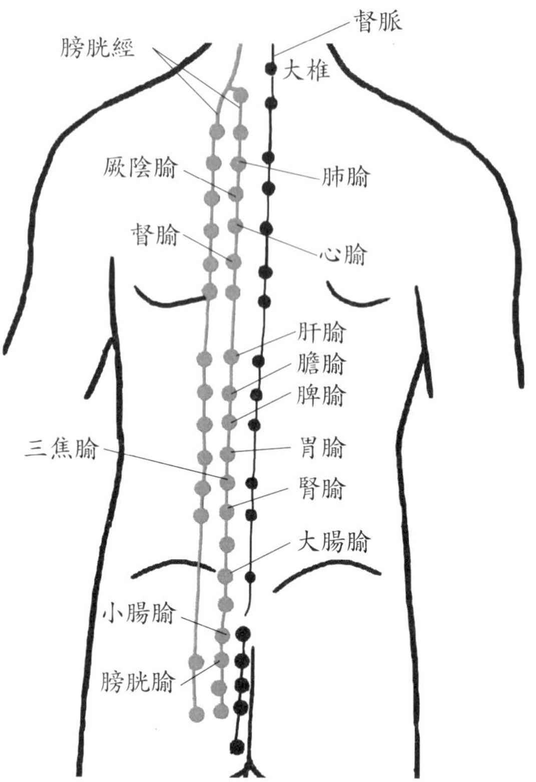

圖三：背部的膀胱經，圖中標示穴位是對應各經絡的腧穴。

膀胱腧穴的位置就在膀胱的上方。膀胱壁是一種單向滲透壁（可從外側滲入膀胱，無法從內側滲出），經絡中的體液，可以從膀胱壁滲入膀胱。也就是說，膀胱內部的尿液，可能從腎排入，也可能從經絡滲入。

也就是經由各條經絡對應的腧穴。其最下方的膀胱腧穴，是所有經絡垃圾最主要的出口，從膀胱腧穴滲進膀胱再排出體外。

當三焦經堵塞時，整條膀胱經由於缺水，無法將垃圾排出體外，身體所有經絡因而堆積過量的垃圾，只能就近從皮膚排出體外，形成皮膚的異常，即被定義成為各種不同的皮膚病。

將三焦經定義屬於肺系統中的一部分後，「肺主皮膚」的病理就更形清晰，而疏通三焦經的橫膈膜運動，也就成為皮膚病患者，在養生過程中最重要的一環。

臟腑結構及理解的調整，有機會將慢性病真正的原因理得更清楚，對於慢性病的調養有很大的助益。

三焦經的調理：橫膈膜運動＋按摩三焦經

在中醫理論中，總是利用經絡的調理來解決臟腑問題。例如，按摩心包經，可以排除過多的心包積液；按摩肝經，可以泄除肝火；按摩心經，可以泄除心火等。

三焦經對應的是橫膈膜，橫膈膜可能因缺乏運動而僵硬，這是橫膈膜主要的問題。但是，按摩三焦經無法改善橫膈膜僵硬問題，反而要透過橫膈膜運動，才能改善三焦經的堵塞。這是**利用運動臟腑解決經絡的問題**，和所有經絡都相反。

肩頸痠痛是許多現代人共同的問題，但按摩肩頸的效果總是不太好，一來是肩頸部太僵硬，不容易透過按摩軟化，而且按摩後的舒適感，僅能維持很短的時間。

實際上，三焦經的按摩調理要分兩個步驟：先做橫膈膜運動，拉動軟化橫膈膜後，三焦經跟著軟化，再按摩三焦經。這是所有經絡按摩中獨一無二的特點。

經絡按摩第一步：橫膈膜運動（❖示範影片請參見二〇七頁）

檢查自己的呼吸方法是否正確

在觀察了幾個富貴包比較大的朋友後，發現他們都有一個共同的問題，就是呼吸時肺部擴張幅度都很小。這也許是橫膈膜僵硬很重要的原因之一。可能他們從小呼吸方法就有問題，長年累月下來，橫膈膜才會變得僵硬。因此，在做橫膈膜運動之前，要先確認自己的呼吸方法是否正確，並且將之調整至理想狀態，盡可能擴大呼吸時肺部擴張的幅度，讓肺盡可能的擴張。這是改善橫膈膜僵硬最基本的方法。

先採坐姿練習深呼吸

1身體放鬆坐穩，兩手上臂朝下，手肘彎曲朝上握空心拳。
2鼻子吸氣，肩膀略微向後，兩臂向兩側張開，吸到肺部飽滿為止。
（同時檢視胸部，確認肺和肋骨是否擴張到最大。）
3從口吐氣，兩臂朝內交叉在胸前，確保把肺裡的空氣全都吐出。

這個深呼吸的方法，很適合臥床（坐於床緣，雙腳踩穩在地上）和坐輪椅的人長期練習。這兩種人由於運動少，最容易出現橫膈膜僵硬的問題。此外，這個方法平躺在床上也能做。如果行動不便的病人，身旁最好有家人協助練習。

正式進行橫膈膜運動

1輕鬆站立，雙腳張開與肩同寬，腳掌平行朝向前方。

2吸氣，同時兩手向上伸展，自然往兩側打開，伸展至最高處時，頭部呈後仰狀，肋體盡可能往外擴張。此時肺部吸飽氣，擴張到最大；橫膈膜向下呈平面狀，面積最小。

3吐氣，兩手慢慢放下，上半身緩緩向下彎腰，感覺脊椎一節一節往下彎，將氣吐到肺部全空。此時肺部收縮到最小；橫膈膜向上呈彎曲面，面積最大。

4重複吸氣和吐氣，二十次。透過每一次的吸氣和吐氣，充分拉伸橫膈膜，使其逐漸恢復柔軟。

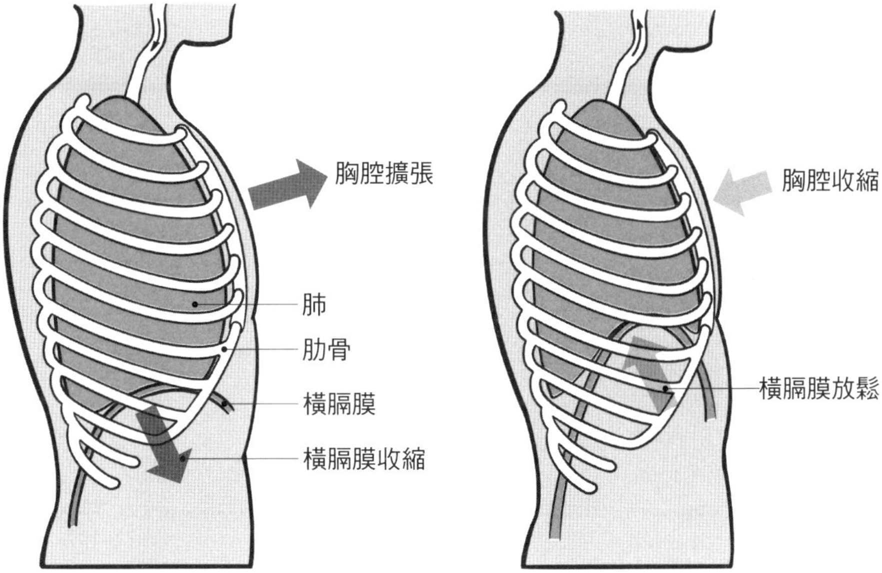

圖四：呼吸時橫膈膜的變化（左：鼻子吸氣：右：嘴巴吐氣）

橫膈膜運動可能出現的好轉反應

橫膈膜運動會軟化橫膈膜，進而使三焦經跟著軟化。因此，在做了幾天之後，三焦經肩背部位會感覺到痠痛。

此外，三焦經手臂部分也會跟著出現改變。原來堆積的垃圾開始流動，可能會阻礙肌肉或神經的運行，出現扳機指的症狀，造成手部無名指或中指的失控，嚴重時無法握物，甚至無力轉動門把。這時必須每天持續做橫膈膜運動，讓經絡中的垃圾繼續流動排出。大約一至三個月後，垃圾都清除了，扳機指的症狀會自然消失。

橫膈膜僵硬會造成三焦經堵塞，這種經絡堵塞，是在組織間隙中充斥著垃圾。這些垃圾初期是液態的，隨著時間拉長，垃圾逐漸增加，最終形成固態的垃圾。持續做橫膈膜運動，當身體開始可以清除三焦經垃圾時，會先在固態垃圾周圍充斥大量體液，將垃圾溶解於體液中；再由體液循經絡將之排入膀胱，並排出體外。形成充水和排水的現象。這種充水和排水的工作，會在全身各處堆積垃圾的部位同時進行。因此，充水時會有幾天非常口渴，需要大量喝水，體重會在一兩天內增加一至兩公斤。

水分在體內會停留數天，天數隨身體狀況而變。年輕且身體好的人，時間短些；身體較差的年長者，時間會長些。可能是三至十天，期間是體液溶解垃圾的進程。然後開始進入排水階段，此時會出現大量尿液，可能半小時或一小時解一次尿，而且量特別大，即便頻繁解尿而且量多，尿液仍呈現略黃，甚至混濁，很明顯帶出了大量的垃圾。

這種口渴、充水、排水的過程會持續很長時間。這個過程，就是人們常說的排除痰濕。隨著排痰濕的過程不斷重複出現，肩頸部三焦經部位逐漸軟化、變薄，接著背部中段和下段的膀胱經跟著變薄，體重也會隨著下降。

如果橫膈膜運動動作做得確實，這些好轉反應會很快出現，很容易可以感覺到身體的改善。

本書最後一節〈橫膈膜僵硬調養實例〉，描述了一個極端特殊的案例。從案例介紹可以了解，橫膈膜運動雖然動作簡單，卻有很大的功效。由於橫膈膜僵硬，造成身體所有經絡的堵塞，可能出現各種變化多端的疾病或症狀。但只要從根源著手，軟化橫膈膜，即便如橫膈膜運動這般簡單的方法，亦有可能去除非常嚴重的疾病或症狀，是中醫「治因不治果」的最佳範例。

經絡按摩第二步：按摩三焦經（❖示範影片請參見二〇七頁）

做完橫膈膜運動，橫膈膜軟化之後，三焦經跟著軟化，這時再進行三焦經按摩會有最好的效果。如果沒有先做橫膈膜運動，肩頸僵硬，不僅不好按摩，固態的肩頸垃圾無法流動，按摩也不易有效果。

三焦經的按摩，如圖五。從督脈的大椎穴開始，沿著圖中箭頭的方向，三焦經從背部推到手臂。按摩時握拳，以指節由上往下推，推二十次。可塗一些按摩油潤滑。

當橫膈膜從僵硬開始軟化後，肩頸部位會很快發生變化。而且在接下來持續運動和按摩過程中，還會不斷的變化。通常肩頸部比較僵硬的人，橫膈膜僵硬問題存在較久，在大椎穴周圍堆了大量的垃圾，這些垃圾都固化得很結實，不容易收到按摩效果。做了橫膈膜運動之後，它會開始軟化，再趁勢進行三焦經按摩，就能很快將這些垃圾排出。

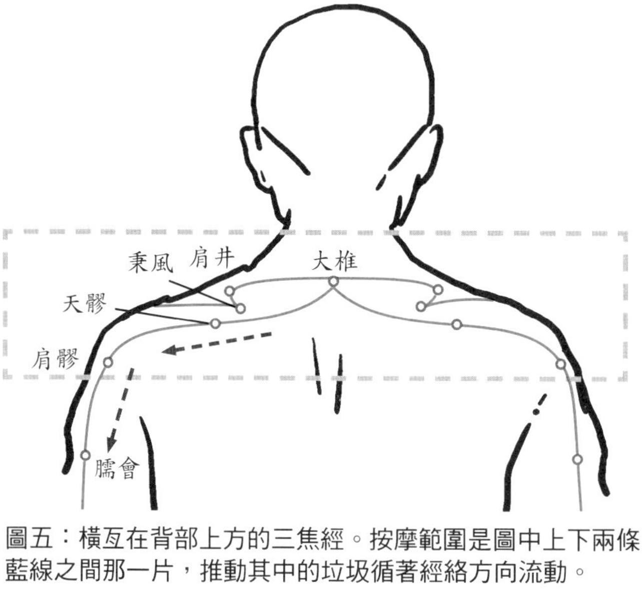

圖五：橫亙在背部上方的三焦經。按摩範圍是圖中上下兩條藍線之間那一片，推動其中的垃圾循著經絡方向流動。

在按摩三焦經後，第二天可能會發現原來僵硬的肩頸，竟然軟化了。正驚訝按摩居然有這麼好的效果，還期待第三天肩頸部位會變得更軟，結果隔天肩頸又變回像以前沒按摩時那麼僵硬。然後在持續每天的按摩中，又會發現肩頸部位不斷的在僵硬和軟化之間變化。

主要是肩頸部位堆積的垃圾，因時間長久而固化成了固態，身體必須透過充水軟化後，才有機會將垃圾溶於體液中，再將之運走排出體外。每當在充水時，整個肩頸部就呈現出僵硬狀態；垃圾隨體液排出後，肩頸就呈現出軟化的狀態；然後再充水……。必須經過反覆充水和排水的循環過程，才能一點一點的將堆積多年的垃圾排出體外，最終解決問題。

所以，開始持續做橫膈膜運動幾天後，肩頸會出現痠痛。有些人在做運動的過程會感覺肩背疼痛；有些人則在按摩三焦經的初期，三焦經部位會出現明顯的疼痛。這些都是正常的現象，過一段時間就會逐漸緩解，最終不再出現疼痛。正是中醫所說「不通則痛，通則不痛」。

◆「病入膏肓」就是橫膈膜僵硬

心臟的下方和橫膈膜的上方，是古代稱為「膏肓」的部位（如圖六）。在醫書裡的描述是「病入膏肓，藥石罔效」。這句話被用來當成不治之症的成語，意思是病情深重，完全沒救了。其實這樣的理解是錯的，這句話本意並不是如此。

「病入膏肓」，實際上就是指「橫膈膜僵硬」；「藥石罔效」，是說「這個病用藥或砭石按摩都不會有效」，就只有字面的直接意思，並不是說「病重到沒救了」，因為橫膈膜僵硬用這兩個方法確實都無法改善。但是做深呼吸運動，直接拉動肺下方的橫膈膜，可以使橫膈膜逐漸軟化，就能解決問題。

古代沒有太多工具，生活中充滿了體力

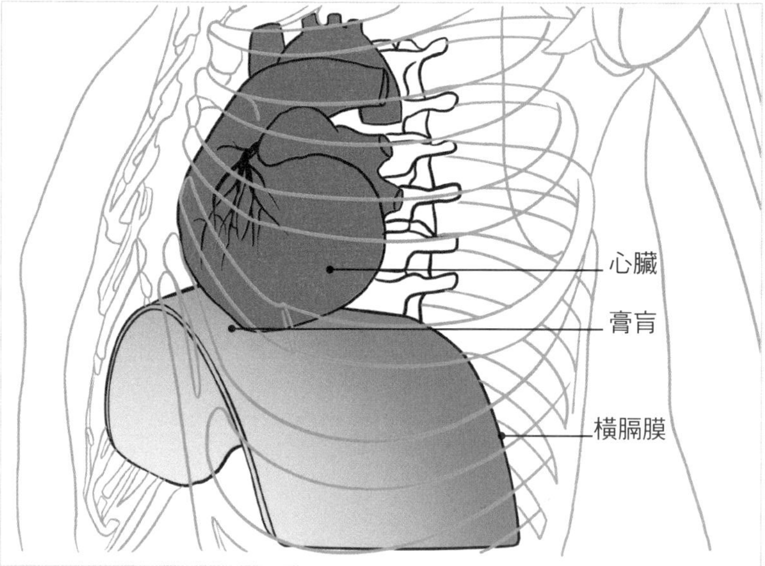

圖六：膏肓部位

活動的工作，很少會有橫膈膜僵硬的問題。只有久病臥床的病人，才會因久未活動，缺乏深呼吸的機會，才會形成橫膈膜僵硬。這個病藥石無效，加上本來的重病，就成了壓垮駱駝的最後一根稻草。病入膏肓也就成了「病重沒救」的成語。

現代人生活中存在大量的工具和設備，加上人們整天離不開3C產品，大多數人久坐缺乏活動，和古代重病臥床的病人差不多，幾乎沒有機會深呼吸，因而橫膈膜僵硬的人非常普遍，病入膏肓的人比比皆是。而多數人都將橫膈膜僵硬造成的肩頸僵硬，歸因於久坐不動，或是坐姿不良。依當今「頭痛醫頭，腳痛醫腳」的醫療常識，除了按摩肩頸部位，幾乎沒有別的方法。通常這類按摩只有很短的時效，一旦時效過了，很快就恢復原狀，就算長期定期按摩也無法真正改善。

橫膈膜僵硬的影響

肩頸僵硬和扳機指

肩頸部位是三焦經所在位置，受到橫膈膜僵硬影響，造成對應的三焦經垃圾堆積，形成肩頸部位的僵硬。有些人三焦經垃圾堆在接近手指部位，可能會造成扳機指；也有些人做了深呼吸，改善了橫膈膜後，三焦經的垃圾開始流動，這時才出現扳機指。這種情形只要持續深呼吸運動，再做三焦經按摩，最長大約兩三個月，症狀就會自動消失。

制約肺的活動

橫膈膜僵硬時，會使得其上方肺的活動受到制約，呼吸變得比較吃力，走路、上樓梯都容易喘。同時肺活量下降，肺的排寒氣能力降低。

水道不通導致全身經絡堵塞

三焦經部位在肩背上方形成了一個封閉的帶狀（圖五灰線標示區塊），橫膈膜僵硬會在這條帶狀區塊堆積大量垃圾，當三焦經的帶狀垃圾堆積多了，水分不易進入膀胱經，沒有水分的膀胱經自然無法運輸，所有腧穴都堵塞。膀胱經上各條經絡的腧穴，是該經

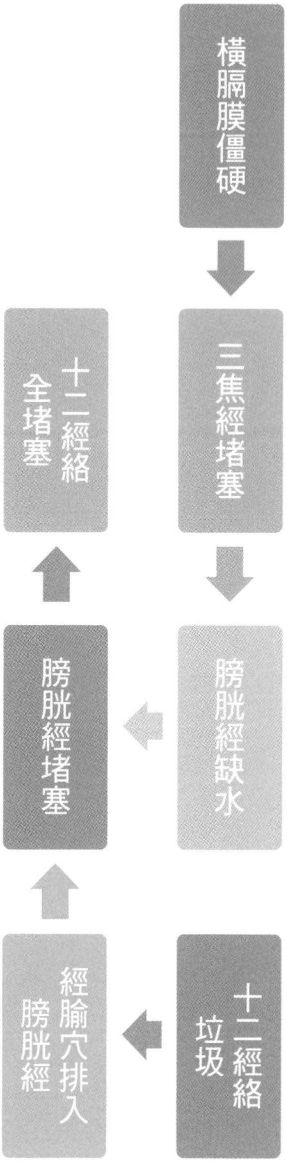

圖七：橫膈膜僵硬創造的問題

絡垃圾進入膀胱經的入口，也是該經絡垃圾的出口。腧穴堵塞了，整條經絡跟著堵塞。最終橫膈膜僵硬造成所有腧穴都堵塞，全身的經絡也跟著堵塞了（如圖七）。

膀胱經堵塞不通，背部會愈來愈厚，接著上半身也愈來愈胖。中醫認為肥胖的贅肉是「痰濕」，就是垃圾堆出來的。**橫膈膜僵硬，是形成痰濕最主要原因之一**。因此，**能夠改善橫膈膜僵硬的橫膈膜運動，是排除痰濕最有效的方法，也是減肥最重要的運動**。

通常有經驗的經絡按摩師，按摩第一步會從膀胱經按摩開始。主要膀胱經是所有經絡的大排水溝，先疏通了，其他經絡的出口通暢，按摩其他經絡時效果會最好。

在了解三焦經是水道之後，應該把三焦經的按摩放在膀胱經前面。按摩的順序就必須改為：先做橫膈膜運動，做完二十次深呼吸，鬆開橫膈膜；再按摩三焦經，把水道打開，讓膀胱經有充分的水分；然後接著按摩膀胱經；之後再按摩其他十條經絡。依著這個順序的經絡按摩（如圖八），會是最合理的，會有最好的效果。

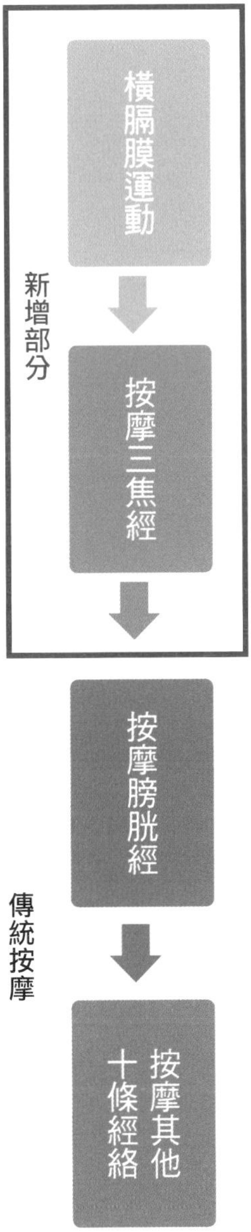

圖八：合理的按摩順序

經絡檢測中三焦經和排寒氣密切相關

當三焦經因橫膈膜的僵化而阻塞，造成肺相關穴位「大椎穴」垃圾堆積，導致肺功能受阻，主要特徵是寒氣不容易排出。

有一個親人，她平常極少打噴嚏，一直都認為自己身體很好，寒氣少。可是她皮膚上斑點很多，顯然是肺很虛，身上積了不少寒氣。後來做了一段時間橫膈膜運動之後，她就開始常打噴嚏。原來她不是寒氣少，而是三焦經堵塞，寒氣排不出來。

在研究經絡判讀技術的過程中，發現排寒氣不只是肺和大腸這一對臟腑是負值，三焦經也一定會是負值，才算是排寒氣（如圖九所示）。以前不明白原因，在研究了三焦經之後，才知道橫膈膜僵硬會直接導致寒氣的排泄無法正常進

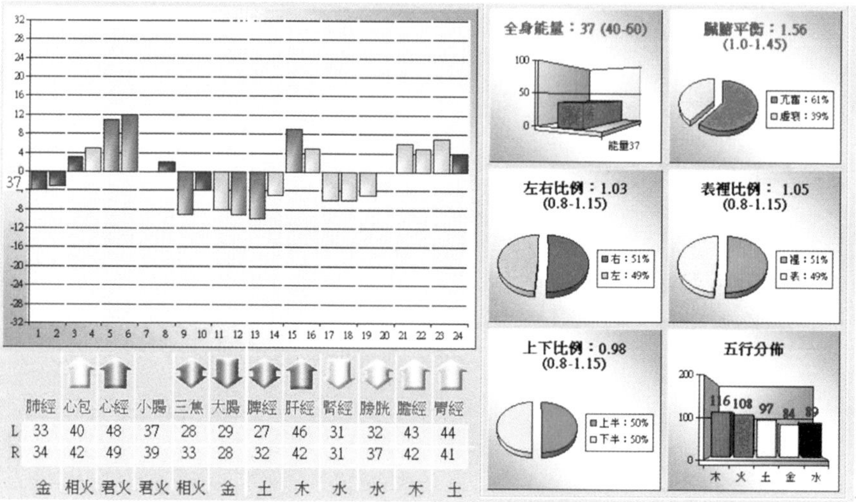

圖九：典型的肺自癒經絡圖

行。橫膈膜僵硬造成三焦經堵塞後，身體排寒時，三焦經就會呈現正值，使寒氣無法順利排出。有些人明明身上有很重的寒氣，卻很少感冒，年紀稍大就出現許多老人斑，就是三焦經堵塞的結果。

圖十是一個橫膈膜僵硬的朋友氣束能調理前後的經絡檢測圖。調理前身體主要在進行肺和大腸，以及心和小腸的自癒活動。氣束能調理一小時期間，身體兩項自癒活動均大幅改善，接近完成。待完成本來的自癒活動後，很快會啟動下一個臟腑的自癒。

從左側調理後的經絡檢測結果，可以發現肺和大腸均為負值，三焦經卻呈現正值，沒有出現排寒氣所需要的負值，因而身體無法順利排除寒氣。這是因為橫膈膜僵硬，使得肺部機能下降，導致沒有足夠的能力排除寒氣。

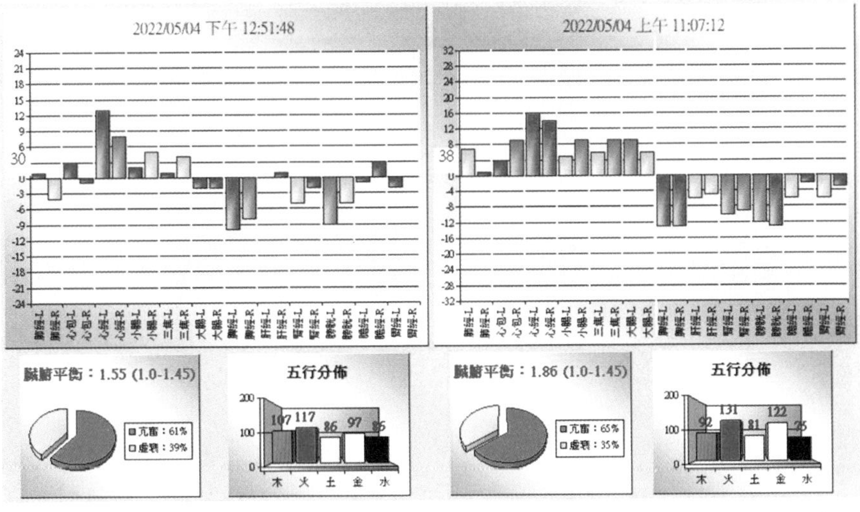

圖十：右側為氣束能調理前，左側為調理後，調理後身體開始排寒，但因三焦經阻塞無法排寒氣。

觀察橫膈膜僵硬的朋友，出於肺部機能下降，導致寒氣不易排出，因而很少感冒。相對的，年紀大後，皮膚比較容易出現斑點，或得到皮膚方面的疾病。在做橫膈膜運動幾個月之後，則開始出現排寒氣的症狀，例如打噴嚏。

這種**從經絡檢測圖中直接顯現三焦經的狀況，只會出現在橫膈膜僵硬症狀很嚴重的患者，嚴重到出現富貴包才會如此。**症狀比較輕的人，雖然排寒氣也很不順利，但在經絡檢測中，不會顯現出三焦經的異常。也就是經絡檢測中，排寒時三焦經無法顯現負值的人，橫膈膜必定僵硬。但橫膈膜僵硬的患者，則不一定會在經絡檢測中顯現出三焦經的異常。

橫膈膜運動性價比極高，是個極為簡單，完全不費力，卻功效極大的運動。雖然這個運動做起來毫不費力，感覺沒有消耗多少熱量，但是它對減肥的作用，可能高過極度消耗熱量的有氧運動。再次顯現「肥胖是排不出去的垃圾堆出來的，不是過剩的熱量積起來的」。

橫膈膜僵硬可能形成的症狀與調養實例

從前面的說明可以明白，橫膈膜幾乎影響了全身所有的經絡，可以說大多數慢性病可能都和它有關。例如：

- 上半身肥胖、脂肪瘤、富貴包、背部肥厚、大臂較粗、腋下肥厚。
- 肩頸痠痛、僵硬、轉動不順暢、扳機指、五十肩、兩臂無法順利伸展和高舉、痰濕堆積嚴重。
- 各種皮膚病，如乾癬（又名牛皮癬、銀屑病）、頭皮屑多、掉髮、耳屎過多。
- 青光眼、高血壓、肌無力及各種頭痛。
- 肺活量太小、易喘、容易出現各種肺部相關疾病。
- 各種慢性病。

橫膈膜僵硬調養實例

這個案例發生在二〇二二年七月，對象是一位五十五歲的男性。他由於長期苦於氣喘，四處求醫一直無法改善，後來發現他的一個同事好友，同樣苦於氣喘多年，用我們的方法調養後，情況大幅改善，因而也來試試。

他第一次來找我是在七月下旬，經絡檢測如圖十一，從圖中可以明顯發現他的身體當下正在進行心的自癒和腎的自癒。至於肺的自癒，由於缺少三焦經的負值，而出現不完整。正常的排寒自癒經絡圖如圖十二。

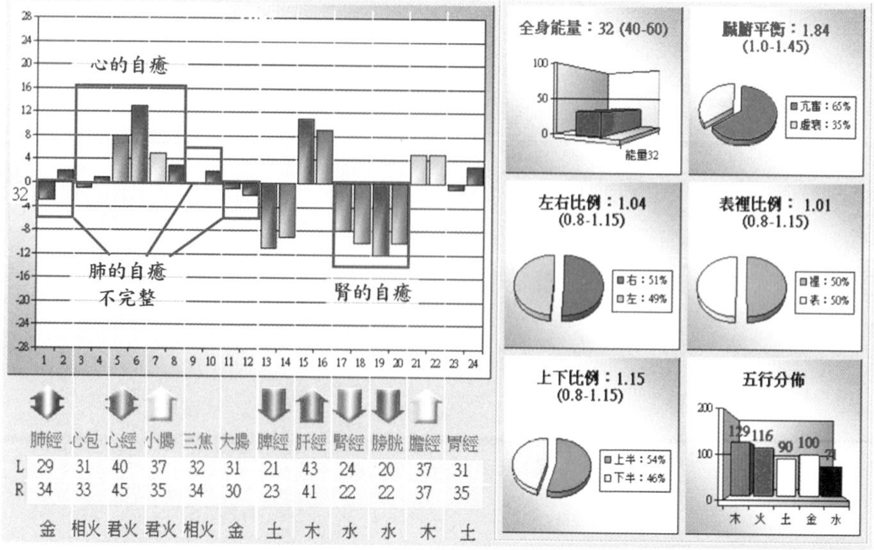

圖十一：案例的經絡檢測及分析

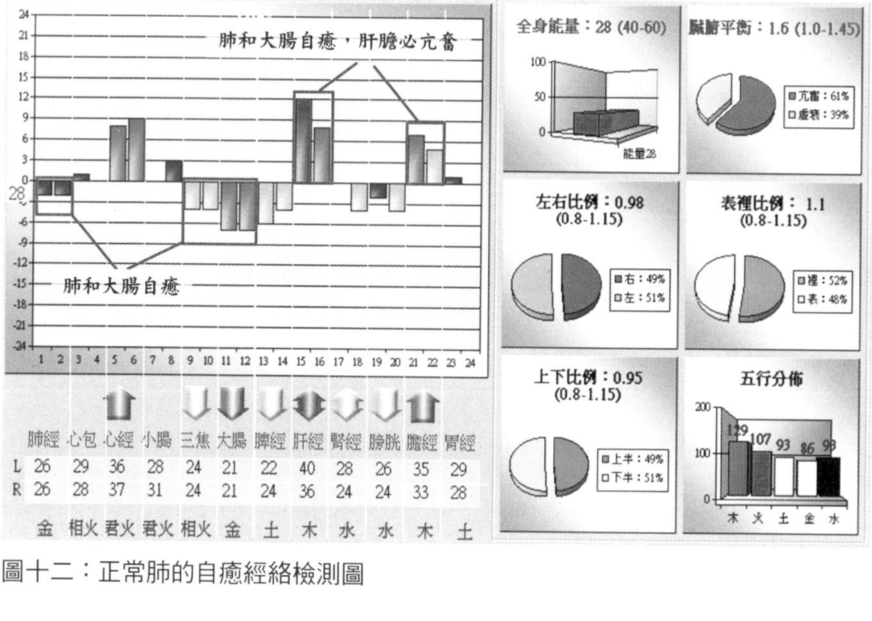

圖十二：正常肺的自癒經絡檢測圖

再用手按壓他肩頸處的大椎穴，發現整個肩背的三焦經僵硬如木，因而斷定他應該是不常運動，有橫膈膜僵硬的問題，而且相當嚴重。

他立即說自己確實不愛運動，平時能躺就不坐，能坐就不站，氣喘已經嚴重到走幾步路就會喘，根本沒能力爬樓梯。

我當下就教他做橫膈膜運動，要求他每天至少早晚各做一次。之後，有二十天沒見到他，他的朋友告訴我，由於我說他可能心臟有問題，他安排了醫院的詳細檢查。但他每天都有努力在做我教他的橫膈膜運動，而且持續做了一個星期後，氣喘問題就有明顯的改善。

他在醫院的檢查很不順利，查出了不少病。首先是他做了NT-pro BNP的檢查。這是一項評估心臟有沒有衰竭風險的檢測，在二〇二二年七月二十七日的檢測結果是2041。這個指數的參考數值是125，通常要小於125，五十五歲男性如果超過1800，屬於心臟衰竭的高危險群。但是他在二十多天後，數值就下降了近一半，達到1063，脫離了高危險群的風險。其中他最主要的調養手段僅有橫膈膜運動。

諮詢後二十天，他在第二次來找我之前還做了血液檢查，結果也讓他感到很震撼。他有多年高膽固醇和高三酸甘油酯的問題，這次的檢查居然都變成正常值了。

我的分析是身體的垃圾排泄通道除了靜脈血管之外，還有經絡。血液會從毛細血管中滲出營養液，這些營養液出了血管，會循經絡流動。遇到了經絡中的細胞，其中的營養會被細胞所吸收，而細胞運行時產生的垃圾也會進入經絡。這些垃圾有一部分會循淋巴管回流，進入靜脈血管，由肝腎過濾排入膀胱，再排出體外。經絡中的垃圾有一部分會循經絡繼續流動，再由膀胱經上各條經絡對應的腧穴排入膀胱經，如肺經會從肺腧穴進入膀胱經。

所有經絡對應的腧穴都在背部內側的膀胱經上，這條膀胱經在臀部有一個膀胱腧穴，是膀胱經的出口，各條經絡進入的垃圾最終會從膀胱腧穴排出，再滲入膀胱。如前述，膀胱壁是一種單向滲透壁，可以從外側滲入，不能從內側滲出。因此，經絡的垃圾有機會滲入膀胱成為尿液，再排出體外。

這個案例的事主，**由於橫膈膜僵硬，造成膀胱經堵塞，導致整個經絡排除垃圾的功能喪失，身體所有垃圾都擠到靜脈，因而形成靜脈中膽固醇和三酸甘油酯過高。**當他開始做橫膈膜運動後，三焦經中的垃圾逐漸排除，膀胱經也跟著逐漸通暢，經絡排除垃圾的功能恢復。部分垃圾分散到經絡，由經絡排入膀胱，靜脈中的垃圾自然減少，數值就正常了。

同理，**當各條經絡中的垃圾減少，臟腑機能提升，心臟衰竭風險指數也跟著下降。橫膈膜運動直接軟化了橫膈膜，則直接緩解了肺的氣喘。**

	2022/7/27	2022/8/16	2022/9/13	2022/10/4
檢驗檢查醫囑名稱	B 型利鈉鈦（B 型利鈉利尿胜肽）	B 型利鈉鈦（B 型利鈉利尿胜肽）	B 型利鈉鈦（B 型利鈉利尿胜肽）	B 型利鈉鈦（B 型利鈉利尿胜肽）
檢驗檢查項目名稱	NT-pro BNP	NT-pro BNP	NT-pro BNP	NT-pro BNP
檢查結果	2041	1063	667	270
單位	Pg/ml	Pg/ml	Pg/ml	Pg/ml
參考值	[0.0000][125.0000]	[0.0000][125.0000]	[0.0000][125.0000]	[0.0000][125.0000]

圖十三：心臟檢查指數的快速變化

他在做心臟的透視檢查時，醫生發現他肺裡有異物，建議他增加肺部的檢查，結果查出肺裡面有腫瘤，進一步做了切片後，證實是惡性腫瘤。

他嚇壞了，問我意見，我請他問主治醫師會不會在三個月內惡化或致命。主治醫師認為沒有那麼嚴重，可以先定期觀察。於是我建議他給自己三個月時間努力調養。

調養重點在生活作息和橫膈膜運動。二十天後，我們安排他做每週的經絡調理，包括氣束能和經絡按摩。當然，橫膈膜運動仍然要繼續做。他的心臟問題很快得到改善，六十九天後指數已經下降到270（圖十三），遠離初檢的2041。估計很快能回復正常。

他的肺腫瘤初檢時是四公分，每月定期檢查，到第五個月時，已經縮小到一公分，血液檢查中的癌症指數也消失了。可能肺裡的腫瘤也是因經絡堵塞，垃圾無法排出而堆積在肺裡，在經絡通暢後，就逐漸排出體外了。

這個案例的事主有一個優點，就是心情開朗，平時習慣早睡，而且睡眠品質良好。因此，他身體的各項異常，可能都是橫膈膜僵硬引起的。雖然症狀很多，也都很嚴重，但從根源解決了問題之後，經過幾個月的調養，現在氣喘完全消失，心臟恢復正常，肺癌威脅已大幅降低。

搭配線上影片，學習養生更輕鬆

讀者除了可從本書獲得養生的理論與方法，了解三焦經調理的重要性之外，作者特別製作示範說明影片，讓讀者更清楚合理的經絡按摩順序，與「橫膈膜運動」、「按摩三焦經」的動作要點。讀者觀看後，跟著影片節奏一起做，定能輕鬆學會這項養生最重要的運動，以及相關按摩調理。

影片網址為https://www.meri-tech.com/sanjiaoexercise

掃我看影片

➲ 三焦經的調理

三焦經阻塞會影響背部經絡的暢通，造成身體經絡垃圾排泄的困難。現代人由於長期久坐，缺乏運動，很多人都有三焦經阻塞的問題。每天做橫膈膜運動，搭配三焦經按摩，能夠改善許多健康問題。

吸氣

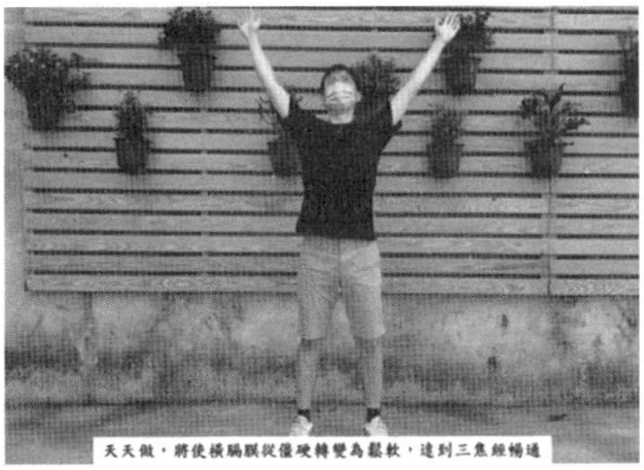

天天做，將使橫膈膜從僵硬轉變為鬆軟，達到三焦經暢通

吐氣

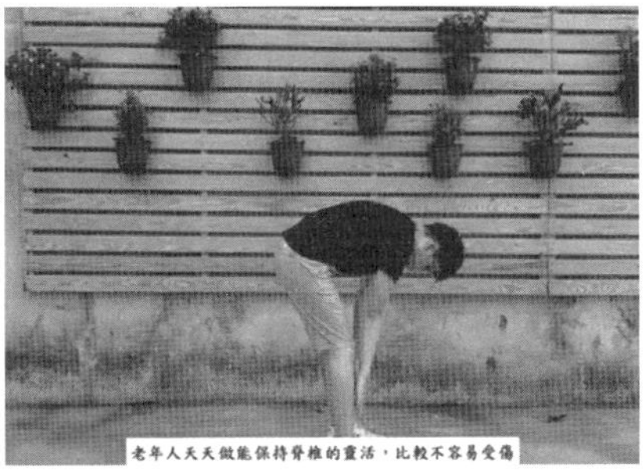

老年人天天做能保持脊椎的靈活，比較不容易受傷

柔動放鬆肩膀

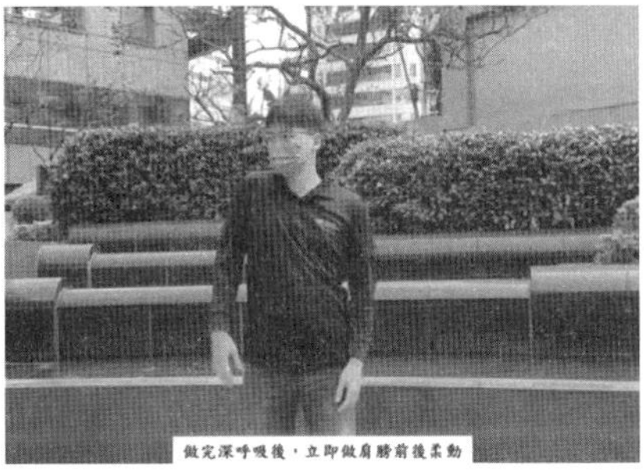

做完深呼吸後，立即做肩膀前後柔動

按摩三焦經

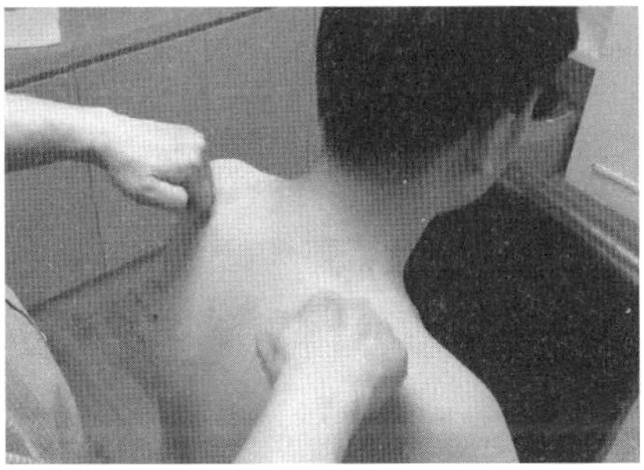

國家圖書館出版品預行編目資料

人體身心靈系統使用手冊：追本溯源，啟動能量療癒，修復靈魂創痕 / 吳清忠著. -- 初版. -- 臺北市：商周出版：英屬蓋曼群島商家庭傳媒股份有限公司城邦分公司發行, 2024.04
面； 公分. -- (商周養生館；71)
ISBN 978-626-390-105-6(平裝)

1.CST: 健康法 2.CST: 身心關係

411.1 113004252

線上版讀者回函卡

商周養生館 71

人體身心靈系統使用手冊

——追本溯源，啟動能量療癒，修復靈魂創痕

作　　者／吳清忠
企劃選書／黃靖卉
責任編輯／黃靖卉
編輯協力／林淑華
插　　畫／黃伯彤

版　　權／吳亭儀、江欣瑜
行銷業務／周佑潔、林詩富、賴正祐、賴玉嵐
總 編 輯／黃靖卉
總 經 理／彭之琬
第一事業群總經理／黃淑貞
發 行 人／何飛鵬
法律顧問／元禾法律事務所 王子文律師
出　　版／商周出版
台北市115南港區昆陽街16號4樓
電話：(02) 25007008　傳真：(02)25007759
E-mail：bwp.service@cite.com.tw
發　　行／英屬蓋曼群島商家庭傳媒股份有限公司城邦分公司
台北市115南港區昆陽街16號8樓
書虫客服服務專線：02-25007718；25007719
24小時傳真專線：02-25001990；25001991
服務時間：週一至週五9:30-12:00；13:30-17:00
劃撥帳號：19863813；戶名：書虫股份有限公司
讀者服務信箱E-mail：service@readingclub.com.tw
香港發行所／城邦（香港）出版集團有限公司
香港九龍土瓜灣道86號順聯工業大廈6樓A室　E-mail : hkcite@biznetvigator.com
電話：(852) 25086231　傳真：(852) 25789337
馬新發行所／城邦（馬新）出版集團【Cite (M) Sdn Bhd】 E-mail：services@cite.my
41, Jalan Radin Anum, Bandar Baru Sri Petaling, 57000 Kuala Lumpur, Malaysia.
電話：(603) 90568822　傳真：(603) 90576622

封面設計／許丁文
排版設計／林曉涵
印　　刷／中原造像股份有限公司
經 銷 商／聯合發行股份有限公司
新北市231新店區寶橋路235巷6弄6號2樓
電話：(02) 29178022　傳真：(02) 29110053

■ 2024年4月30日初版一刷
定價 400元　　Printed in Taiwan

城邦讀書花園
www.cite.com.tw
 ISBN 978-626-390-105-6